Volker Fintelmann

Vom Wesen des Herzens

Volker Fintelmann

Vom Wesen des Herzens

Organ der Mitte, Wohnsitz der Seele

INFO3 VERLAG

Volker Fintelmann
Vom Wesen des Herzens
(Schlanke Reihe Band 7)

ISBN 978-3-95779-187-0

Sechste Auflage 2025
(Erste Auflage 2023)

Lektorat: Ramon Brüll, Frankfurt am Main
Korrektorat: Katharina de Roos, Bonn
Umschlag: Frank Schubert, Frankfurt am Main
Coverabbildung: HubPages
Satz: Ulrich Schmid, de·te·pe, Aalen
Druck: Jelgavas Tipogrāfia, Jelgava, Lettland

Info3 Verlag
Kirchgartenstraße 1, 60439 Frankfurt am Main
Tel. 069 58 46 47, E-Mail: vertrieb@info3.de
www.info3.de

Inhalt

Präludium – oder auch Vorwort 7

Das mehrdimensionale Herz 12
Leibelemente des Herzorgans 15
Physische Ebene 16
Lebensebene 20
Empfindungsebene 23
Seelenelemente des Herzorgans 26
Intelligenz 28
Empathie 30
Initiative 32
Gleichgewicht 34
Ich-Elemente des Herzorgans 35
Der Mut 36
Das Gewissen 41
Der Enthusiasmus 43

Das gesunde Herz und seine Pflege 46
Cardiodoron 50
Weißdorn 55
Seelenpflege des Herzens 58

Das kranke Herz 63

Herzverhärtung – oder
Koronare Herzkrankheit 66

Arteriosklerose 79

Hypertonus (Arterieller Hochdruck) 81

Herzinsuffizienz 83

Herzrhythmusstörungen 84

Seelenkrankheiten des Herzens 90

Ausklang – oder Nachwort 94

Weiterführende Literatur 98

Präludium – oder auch Vorwort

Solange wir als Menschheit zurückblicken können, wurde das Herz immer als das zentrale Organ des Menschen angesehen. Es war das Gefäß für Seele und Geist, an ihm erlebte Aristoteles ein Koordinationsorgan, von dem seiner Auffassung nach alles Leben, alle Bewegung und Wahrnehmung ausging. Auch für ihn war das Herz Wohnsitz der Seele. Vor seiner Zeit hatte unter anderen Hippokrates das Herz als physisches Organ mit seinen Gefäßen beschrieben. Der Entdecker des Blutkreislaufs, William Harvey (1578–1657) begründete die moderne Anatomie des Herzens, indem er dieses selbst sowie den Blutumlauf an Tieren studierte. Die treibende Kraft der Blut- und Herzbewegung sah er aber noch in einer allumfassenden Lebenskraft (Vitalismus). Erst Descartes schuf die Vorstellung der reinen Mechanik des Herzens und aller Lebensvorgänge, fußend auf der Physik Galileis. Mehr und mehr entstand dadurch die wissenschaftliche Überzeugung, dass das Herz eine

Pumpe sei, die das Blut durch Arterien und Venen treibt, obwohl frühe Untersuchungen nachwiesen, dass das Blut embryologisch schon Bewegung und Pulsation zeigt, noch bevor ein zusammenhängender Kreislauf und in dessen Mitte das Herz entstanden sind.

Diese Vorstellung, das Herz sei eine Pumpe und treibe physikalisch das Blut durch die Gefäße, ist nach wie vor fester Bestandteil der medizinischen Wissenschaft und schuf die Voraussetzung, den ganzen Organismus und alle seine Vorgänge mechanisch zu verstehen. Man kann sagen, dass dieses Verständnis die gesamte Weltauffassung geprägt hat und zu der Weltanschauung des Materialismus und zur Dominanz einer vom Positivismus geprägten Naturwissenschaft führte. Nicht mehr menschliche Erkenntnis schuf neues Wissen, sondern die Ergebnisse naturwissenschaftlicher Forschung mit dem Dreischritt Beobachtung, Hypothesenbildung und folgendem Experiment zur Bestätigung. Dessen Ergebnisse wurden dann zum „wissenschaftlich bewiesenen" Stand des Wissens erklärt. Bezogen auf den Menschen wurde mit dieser Entwicklung das Verständnis seines umfassenden Wesens auf ein rein mechanistisch reduziertes eingeengt, in welchem eine eigenständige Seele und gar ein individueller Geist keinen Platz mehr hatten. Das gilt nicht nur für die Medizin, sondern für alle Lebensbereiche, die wir zu verstehen versuchen: für Gesellschaftsbildung, Erziehung, die Natur, die Biografie eines Menschen oder auch für die Bewegung der Gestirne, sowie am höchsten und problematischsten für den Menschen selbst. Die allgegenwärtige Problematik des 20. und 21. Jahrhunderts gründet auf dieser dogmatischen Auffassung der Wissenschaft und der damit vollzogenen Einengung des Erkennens. Dieses – und das ist die grundsätzliche Überzeugung und Fundament der folgenden Darstellungen – ist aber herzgebunden. Und ehe wir nicht zu einem wirklichkeitsgemäßen Verständnis des Herzorgans finden, wird ein neues, die Wirklichkeit erfassendes Denken und daraus gewonnenes Wissen kaum entstehen können. Das mag im Augenblick als etwas einseitige Festlegung durch den Arzt gesehen werden. Die nachfolgenden Betrachtungen und insbesondere der Blick auf die Verbindung von Herz und Intelligenz, werden mehr und mehr diese „ungewöhnliche" Prämisse verständlich und nachvollziehbar machen.

Rudolf Steiner öffnete hier scheinbar verschlossene Tore mit der Veröffentlichung seiner

Philosophie der Freiheit 1894. In ihr beschreibt er einen ethischen Individualismus, der auf moralischer Phantasie, Intuition und Technik gründet. Eine Wissenschaft muss methodisch ermöglichen, die Besonderheit des einzelnen Menschen zu erfassen, ohne den Typus Mensch infrage zu stellen. Er nannte die dafür notwendige Methode „Seelische Beobachtungsresultate nach naturwissenschaftlicher Methode". Letztere wird also nicht abgeschafft, sie bleibt Grundlage des Erkennens, doch wird sie methodisch erweitert um ein exaktes *intuitives* Erfassen von Wirklichkeiten. Steiner erneuerte auch die alte, erst mit dem neunten Jahrhundert durch ein Konzil der katholischen Kirche in Konstantinopel abgeschaffte und unter Häresie gestellte, also unter Strafandrohung verbotene Auffassung einer Trichotomie des Menschen als einer Vereinigung von Leib, Seele und Geist. Auf diese erkenntnistheoretische Vorausbedingung bauend entstand dann im ersten Viertel des 20. Jahrhunderts seine als „Anthroposophie" bezeichnete Weltanschauung und sein Menschenverständnis. Beispielhaft für letzteres ist das Buch *Theosophie*. 1920 sprach Steiner dann erstmals auch vor Ärzten über die Notwendigkeit eines neuen Verständnisses vom Herz und der dringenden Überwindung der alles hemmenden Vorstellung, dieses Organ mit der Mechanik einer Pumpe zu erklären. Auf Steiners Methodik aufbauend und verbunden mit der eigenen intuitiv-anschauenden Praxis in sechs Jahrzehnten Tätigkeit als Arzt sind die folgenden Inhalte entstanden.

Das mehrdimensionale Herz

Jeder gesunde Mensch ist eine lebendig sich verbindende und rhythmisch wechselnd auch wieder trennende Einheit von Geist, Seele und Leib. Jede dieser drei Wirklichkeiten ist wiederum in sich gegliedert, zusammen bilden sie die hochkomplexe Ganzheit Mensch. Die alles verbindende ganzheitsschaffende Einheit bezeichnete Rudolf Steiner als Ich. Dieses wiederum „ist der Mensch selbst", wie es in der erwähnten *Theosophie* heißt. Eine erstaunliche Übereinstimmung mit der modernen Wissenschaftslehre der Immunologie, die diese Tatsache in dem Satz „Das Selbst erkennt alles Nicht-Selbst" ausspricht. Dieses Selbst oder Ich ist einzigartig und grenzt sich eindeutig von allem ihm Fremden ab, wie wir es in der Transplantationsmedizin erleben. Das kunstvoll eingepflanzte „fremde" Organ wird aus dem Immunitätsstreben des Ichs sofort attackiert und ausgestoßen (Abstoßungsreaktion). Erst die Entwicklung und der Einsatz von die Immunität massiv unterdrückenden Medikamenten (sog. Immunsuppressiva) verhalf der Transplantationsmedizin zum Erfolg. Dieses zentrale Menschen-Ich schafft sich als Werkzeuge und Instrumente Leib und Seele, um sich in der Welt zu offenbaren und an der Erhaltung und Fortentwicklung derselben mitzuwirken. Es hat dabei eine Fülle von Helfern, nicht nur in Menschen (Eltern, Erzieher, Geschwister, Freunde), sondern auch in geistigen Wesen, die in ihrer Entwicklung dem Menschen vorangeschritten sind. Sie werden als göttliche Hierarchien gesehen und seit Dionys dem Aeropagiten in drei Stufen mit je drei Unterstufen gegliedert. Alle haben seit den Urzeiten der Evolution sowohl unseren Kosmos als auch die Entwicklung des Menschen selbst mit dem Ziel mitgestaltet, eine weitere, zehnte Stufe der hierarchischen Wesen zu bilden, die Träger des Wesens der Freiheit in Verbindung mit der Liebe werden sollen.

Diesen „goldenen" spirituellen Hintergrund, den man oft in mittelalterlichen Gemälden findet, brauchen wir, wenn wir das menschliche Herz umfassend und tiefgreifend verstehen wollen. Es wird sich als ein Organ erweisen, in welchem durch das Blut eine starke und wache Ich-Präsenz anwesend ist, und zugleich als ein Ort der Begegnung und des Zusammenwirkens hoher geistiger Wesen verstanden werden kann. Seine leiblich-organische Struktur werden wir als dreigliedrig kennenlernen, ebenso das sich ihm verbindende Seelenleben. Immer neu spiegeln solche Dreiheiten, die dennoch Einheiten sind – Leib, Seele und Geist – die unserem Kosmos als Schöpfungswille und -kraft zugrundeliegende göttliche Trinität. In jeder leiblichen und seelischen Erscheinungsform lebt ein Impuls derselben, wie es der universelle Arzt und Naturforscher Carl Gustav Carus (1789–1869) formulierte: „Jeder Mensch, ja alle Kreatur, ist eine Idee Gottes. Und alle sind gleich wert."

So werden wir im Folgenden zuerst die drei leiblichen Glieder des Herzens beschreiben, ihre Aufgaben für den Gesamtorganismus; danach das Wirken der drei Seelenglieder, und als Drittes dann das unmittelbare Wirken des Ichs als Ausdruck geistiger Dimension. Den Schwerpunkt der Darstellungen bildet das gesunde Herz (Physiologie). Zum Schluss sollen dann aber auch Ausblicke auf typische Herzkrankheiten folgen und mit ihnen verbunden Beispiele typischer Herzheilmittel. Beginnen wollen wir mit dem „leiblichen" Herz.

Leibelemente des Herzorgans

Die drei Glieder des Leibs nannte Steiner Stoff- oder Physischer Leib, Lebens- oder Ätherleib und Empfindungs- oder Seelenleib. Der *physische Leib* zeigt die Gestalt, differenziert bis in die Formen aller Organe und Gewebe. Sichtbar werden diese durch die Einlagerung vielfältiger Stoffe („Stoffleib"), die ein Leben lang ständig ausgetauscht und erneuert werden. Das geschieht allerdings mit sehr unterschiedlichen Geschwindigkeiten: das Blut oder die Schleimhäute zum Beispiel sehr rasch, oft schon nach wenigen Tagen, Nerven- oder Knochengewebe viel langsamer. Der *Lebensleib* ist Träger aller organischen Funktionen, er ist zeitlich geordnet. In ihm leben die Gesetze von Aufbau und Abbau. Er ist Quell der leiblichen Gesundheit. Der *Seelenleib* ist befähigt, die Seelenglieder in sich aufzunehmen. Er ist von außerordentlich feiner Struktur, luft- oder gasförmig. Er birgt die von Rudolf Steiner erforschten zwölf Sinne in sich und ermöglicht so die Wahrnehmung von der Welt und sich selbst.

Alle Leibesglieder werden modellartig im Mutterleib embryonal gebildet und dann nacheinander durch das Ich individualisiert, sodass der Mensch „seinen“ Leib erst mit 21 Jahren erworben hat. Das erklärt weshalb der kindliche Organismus sich ein ihm implantiertes Organ mit der Zeit zu eigen machen kann und dann keine Immunsuppressiva mehr braucht, die der Erwachsene im gleichen Fall zeitlebens nehmen muss. In allen drei Leibesgliedern wirkt das Ich nicht direkt, sondern mittels der Seelenglieder. Das zeigt erneut, wie der Leib eine Einheit ist, ein Organismus, auch wenn er viele Einzelformen („Teile“) in sich birgt, die durchaus voneinander gedanklich abgrenzbar sind. Wirklichkeitsgemäß angeschaut, ist aber ein Finger nur ein Finger oder ein Herz nur Herz, solange es im Ganzen gehalten wird und dort seine Aufgaben erfüllt.

Physische Ebene

Das Herz ist ein kraftvolles Muskelorgan. Überraschenderweise ist seine Muskulatur quergestreift, wie sonst eigentlich nur jene Muskeln, die der Mensch willentlich einsetzt. (Dagegen wird alle von unserem Willen unbeeinflussbare Muskulatur „glatt“ genannt, wie zum Beispiel die Darm- oder auch die Gefäßmuskulatur.)

Das Herz hat eine harmonisch gegliederte Gestalt mit vier voneinander getrennten Räumen, die Vorhöfe bzw. Kammern genannt werden. Der rechte Vorhof nimmt das venöse (aus der Peripherie zurückfließende) Blut auf, leitet es an die rechte Kammer weiter, aus der es durch große Gefäße (Lungenarterien) zur Lunge geführt wird, um Kohlendioxid abzugeben und Sauerstoff aufzunehmen. Dann fließt es zum linken Vorhof und weiter zur linken Kammer, aus der es über die Hauptarterie, die Aorta, dem ganzen Organismus weitergegeben wird, sich in einem vielfältigen arteriellen (versorgenden) Gefäßsystem allen Organen und Geweben mitteilend. Zwischen Vorhöfen und Kammern bilden sogenannte Klappen eine Art Ventil, um zu verhindern, dass das Blut wieder zurück- oder in die falsche Richtung strömt. Warum diese komplizierte Gestaltung, warum diese Teilung in zwei Hälften, die oft auch rechtes und linkes Herz genannt werden?

Es wurde schon gesagt, dass das Pulsieren dem Blutstrom eigen ist, also das Herz nicht benötigt, um zu fließen. Was tut denn das Herz auf dieser physischen Ebene, wenn es nicht die Aufgabe hat, das Blut zu bewegen und anzutreiben? Die überraschende Aussage Steiners: es ist auf dieser Ebene **Sinnesorgan**. Es nimmt alle Vorgänge wahr, die sich, an welchem Ort auch immer, im Organismus ereignen. Es liest diese Geschehnisse aus dem Blut. Das Blut ist wie eine Tafel, auf der alles aufgeschrieben wird, was geschieht: welche Bedürfnisse ein Organ hat, wenn das Gehirn zum Beispiel mehr Zucker fordert, ebenso der Muskel, oder wenn die Nieren durch eine zu hohe Aktivität der Leber überfordert sind, wenn Stoffe durch die Niere ausgeschieden werden sollen („Entgiftung"), wenn an bestimmten Stellen zu starker Abbau vorliegt, oder wenn der Aufbau nicht nachkommt, was im Skelett zum Beispiel zur Osteoporose führt. Das venöse Blut ist also Informationsträger aller Geschehnisse des Organismus. Um diese Informationen „lesen" zu können, muss das Blut für einen Augenblick stillstehen, angehalten werden. Insofern ist das Herz auf der physischen Ebene auch ein **Stauorgan**, das den Blutstrom aufhält. Deshalb der kräftige Muskel, denn das strömende Blut hat eine große Wucht, wie wir es uns im Bilde eines reißenden Gebirgsbachs veranschaulichen können. Der Herzmuskel „fängt" das Blut behutsam, damit es nicht zerschellt, in einer mitgehenden Bewegung auf, vergleichbar dem Schlagball- oder dem amerikanischen Baseballspiel. Nachdem das Blut „gelesen“ wurde, wird es wieder entlassen, auf seine Reise geschickt. Im rechten „venösen“ Herz liest das Herz den ganzen Organismus, jedes Organ, alle Gewebe. Im linken „arteriellen“ Herz schaut es auf die durch die Einatmung der Lungen aufgenommenen „kosmischen“ Stoffe, von denen einer der Sauerstoff ist, aber eben nur einer! Hier erfolgt im Herzen eine erste Bewertung dieser Stoffe, die ja „fremd“ sind und erst von der Leber durch den Stoffwechsel zu Menschenstoffen umgebildet werden. So nimmt das Herz eine wichtige Aufgabe der Immunitätsbildung wahr, ist in alle Immunvorgänge des Immunsystems als ein übergeordnetes Wahrnehmungsorgan eingebunden. Und es werden dem arteriellen Blut alle Aufträge mitgegeben, die Antworten auf die vom venösen System mitgeteilten Informationen sind. Hier zeigt sich schon ein erstes zentrales Herzgeschehen: in allen Vorgängen Ausgleich zu schaffen, im ganzen Organismus Gleichgewicht zu bilden. Wo noch einmal klar ausgesprochen werden muss: das Herzorgan ist *Werkzeug* für diese Tätigkeit, der *Tätige* ist das Ich.

Lebensebene

Die wichtigste Funktion des Herzens ist die Wärmebildung des Leibes. Es gehört zu den Rätseln des Menschenleibs, dass er bei guter Gesundheit eine von allen äußeren Einflüssen unabhängige gleichbleibende Wärme hat, die mit der Temperatur von 37° Celsius idealisiert wird, in Wirklichkeit eine wechselnde Rhythmik zeigt, die auf 24 Stunden bezogen („circadian") eine klare Gesetzmäßigkeit erkennen lässt. Die naturwissenschaftliche Medizin hat für diese Leibeswärme und ihre Entstehung und Erhaltung keine wirkliche Erklärung, ihr fehlen der Blick und das Verständnis für die Eigenständigkeit der Lebensvorgänge im Leib, sie erfasst nur dessen Physis. Den Erzeuger dieser Wärme nannte Steiner einen Wärmeäther und blickt damit auf eine allem Leben innewohnende Kraft, die wir auch bei Pflanzen wahrnehmen können, wenn zum Beispiel um einen Baum herum der Schnee schmilzt oder sich Schneeglöckchen durch die geschlossene Schneedecke hindurchwärmen. Es gibt vier solche Ätherarten, die das Leben mit der an sich toten, unlebendigen Stoffeswelt verbinden: außer dem Wärmeäther noch der Lichtäther, der intensiv mit den

Nieren verbunden ist; der Chemische- oder Klangäther, der von der Leber ausstrahlt; und der eigentliche Lebensäther, der in den Lungen seinen Ursprung hat.

Die Quelle des Wärmeäthers wird ständig gespeist aus der Seele; ihren eigentlichen „kosmischen“ Impuls hat sie in der Weltenliebe. Der Wärmeäther kennt keine Grenzen, er durchdringt alle Gewebe, wärmt sie in unterschiedlicher Intensität und pflanzt ihnen die Fähigkeit zur Verwandlung ein, womit unter anderem alles Wachstum oder Regeneration zusammenhängt. Und er rundet. Dieses ungewohnte Tätigkeitswort beschreibt die Fähigkeit zur Formgebung, zur Plastizität. Auch in der Welt der Metalle kennen wir den Vorgang, dass ein Metall erhitzt oder gar geschmolzen werden muss, um ihm eine neue Form zu geben. Diese Grundfähigkeit der Wärme zur verwandelnden und gestaltenden Formgebung nennen wir im menschlichen Organismus **Entzündung**. Sie ist als eine zentrale, gesundende Fähigkeit, nicht primär als Krankheitssymptom zu verstehen. Im Gegenteil: Entzündung regt immer zu Neuem, zum Aufbruch, zur Verwandlung an. Wir können das auch Verjüngung nennen, oder Erfrischung. Ist es da nicht erschreckend, wie die Entzündung zum Feindbild gemacht und zusammen mit dem mit ihr häufig verbundenem Fieber unterbunden wird, sei es durch Antibiotika (die schon in ihrem Namen ihre *gegen* das Leben gerichtete Natur tragen), sei es durch die Fülle fiebersenkender Medikamente? Müssten wir bei der explosiven Zunahme chronischer, vor allem degenerativer Erkrankungen in den letzten 50 Jahren nicht aufwachen und die Denkweise verändern, um den Segen von Entzündung und Fieber als (gesunde) Gestaltungskraft des Leibes eher zu fördern als zu unterbinden, besonders im Kindesalter? Hier kann ein Gedanke von Paracelsus eingefügt werden, der gesagt haben soll: „Gebt mir ein Mittel das Fieber macht, und ich heile euch alle Krankheiten".

Die Lebensebene trägt auch immer eine Kraft in sich, die hier Stärke oder Unermüdlichkeit genannt werden soll. In den Pflanzen wird sie bis in den Stoff getrieben, den wir auch so nennen: Pflanzenstärke. Beim Menschen bleibt sie unstofflich, reine Kraft, nur in der Leber greift sie in die Stoffeswelt ein, wenn dort aus Zucker Glykogen gebildet wird. Im Herzen ist die Stärke so ausschließlich tätig, dass sie fast keine Regeneration für sich selbst als Organ zulässt. Sie wirkt ganz und gar in der buchstäblichen Unermüdlichkeit des Herzens, ohne wirkliche Pause oder Schlafenszeit das ganze Leben lang. Was für ein Unterschied zum Gehirn!

Empfindungsebene

Das dritte Glied des Leibes, der Empfindungsleib, wird auch Seelenleib genannt, weil er fähig ist, die ganz anders geartete Seele „leiblich" in sich aufzunehmen. Steiners ursprünglicher Begriff Astralleib beschreibt die Verbindung von Empfindungsleib und Empfindungsseele als am meisten dem Leib zugeneigtes Seelenglied. Deshalb wurde oder wird der Astralleib oft schon als „Seele" gedacht. Er ist aber Leib, hat eine begrenzte Form, auch wenn diese unendlich viel beweglicher ist als der physische oder auch der Lebensleib. Wolken sind ein schönes Beispiel für diese Leiblichkeit. Er ist Träger der Sinne als Organ der Wahrnehmung. Er offenbart in seiner Gestaltung Schönheit, die er dem ganzen Organismus mitteilt. Er ist Quell aller Ästhetik, weshalb er im klassischen Griechentum auch Aesthetikon hieß. Der dreigliedrige Menschenleib ist durch ihn schön, das war der Wille der Schöpfermächte. Und wo er davon abweicht, müssen wir Krankheit vermuten. Es wird künftig wieder eine seelische Fähigkeit entstehen, mit ästhetischer Kraft Gesundheit und Krankheit zu erkennen, sie zu unterscheiden. Unbewusst haben wir diese Fähigkeit schon in unserem Herzen, wenn es zum Beispiel die Informationen des venösen Bluts wahrnimmt. Die Schönheit zeigt sich auch in der farbigen Lichtgestalt des Empfindungsleibs, den die spirituelle Weisheit Aura nennt. Diese Farbigkeit, die wir real erleben können, vermittelt der Empfindungsleib der Seele, färbt sie. Und der Volksmund sagt dann „ich sehe schwarz“ oder „rot“; der Neid ist gelb, die Hoffnung grün und vieles mehr.

Im engeren Sinne trägt der Empfindungsleib des Herzens zwei der zwölf Sinne in sich: den Wärmesinn und den Hörsinn. Ersterer kann nicht überraschen, denn wenn die aktive Bildung der Leibeswärme sich im Herzen vollzieht, muss auch dort wahrgenommen werden, wo im Organismus Wärmebedarf ist. Interessant, dass das Kühlen oder – etwas kräftiger – das Kälten Aufgabe der Lungen ist, deren beide Flügel um das Herz gelagert sind, es weitgehend umschließen. Sie geben dem die Form, was durch die Wärme des Herzens formbar wird, ob Gewebe, ganze Organe, einzelne Zellen. Diese Fähigkeit zur Formgebung nennen wir **Sklerotisierung**. Sie steht der Entzündung polar gegenüber, was heißt, dass beide Tätigkeitsfelder eng verbunden sind und sich je nach Notwendigkeit austauschen (Weiteres dazu in meinem Buch *Das Wesen der Lunge*).

Dass der Hörsinn zum Herzen gehört, ist sicher überraschend. Wird er doch ganz den Ohren zugeordnet. Das wirkliche Hören, das wir in seiner besonderen Intensität auch Lauschen oder Zuhören nennen können, hat seinen Sitz im Herzen. In Anlehnung an den Dichter Antoine de Saint-Exupéry und seine oft zitierte Aussage im Buch vom *Kleinen Prinzen*, „man sieht nur mit dem Herzen gut", kann hier modifiziert werden zu „man *hört* nur mit dem Herzen gut", oder eben wirklich. Die Ohren, der „Hörapparat" mit Trommelfell, Mittelohrknöchelchen und Hörschnecke, machen uns das im Herzen Gehörte bewusst, sie übermitteln das Gehörte wie ein Lautsprecher. Das lässt auch das Sinnhafte des Satzes, der in den Evangelien öfter auftaucht, verständlich werden: „Wer Ohren hat, zu hören, der höre!" Eigenartigerweise haben frühere Mediziner zwei taschenartige Gebilde an der Herzhinterwand, für die man heute keine sinnhafte

Erklärung hat, *Herzohren* genannt. War das noch Ausdruck eines viel umfassenderen Wissens, als sinnliche und geistige Auffassung von Welt und Mensch noch nicht so unerbittlich getrennt waren wie heute?

Wir haben bis hierher die leibliche Seite des Herzens beschrieben, die seelische wird folgen. Ist es nicht erstaunlich, wie wenig die moderne Medizin von dieser Leibesseite weiß, wie extrem beschränkt ihre Anschauung von diesem Mittelpunktsorgan ist, speziell in der Reduktion auf eine angebliche (und ausschließliche) Pumpenfunktion? Wie doch schon jetzt entdeckt werden kann, dass ein solches umfassenderes Verständnis des Herzens ein anderes Licht auch auf dessen Krankheiten und Funktionsstörungen, wie zum Beispiel beim Rhythmus, wirft und somit völlig andere therapeutische Konzepte benötigt?

Seelenelemente des Herzorgans

Die drei *Seelen*glieder – Empfindungsseele, Verstandes- oder Gemütsseele und Bewusstseinsseele –, lassen sich nicht so gut getrennt beschreiben, wie es für die drei *Leibes*glieder möglich ist. Auch diese bilden als Leib eine Einheit, keines kann alleine für sich sein. Doch ist zum Beispiel zwischen Lebens- und Empfindungsleib eine deutlichere Abgrenzung als bei den Seelengliedern gegeben. Grundsätzlich nutzt die Seele die leiblichen Organe auf zweierlei Weise: sie sind Tore, um sich der Welt außerhalb des Menschen mitzuteilen, sich „zu äußern", mit ihr zu kommunizieren; und sie sind Reflektoren für die Seele, an denen sie sich selbst erfährt, sich ihres Erlebens bewusst wird. Das gegliederte Bewusstsein der Seele, zum Beispiel Schlaf-, Traum- oder Wachbewusstsein, benötigt die Mitwirkung der Organe, um sich mitzuteilen oder eben zu äußern. Die Vielfalt der Seeleninhalte wird erlebbar an der Vielfalt der Organe. Wobei durch deren Gliederung die Seele mehrfache Möglichkeiten hat, sich der Welt, dem anderen Menschen, aber auch sich selbst mitzuteilen. (Weiteres in Fintelmann/Treichler: *Seele und Leib in Gesundheit und Krankheit.*) Für das Herz sind solche Seeleneigenschaften vor allem die Intelligenz, die Empathie und die Initiative.

Intelligenz

Die Intelligenz entströmt der Seelenkraft des Gemüts. Sie bildet mit dem Verstand das mittlere Seelenglied, beide prägen die Entwicklungsperiode von Erde und Mensch, welche Rudolf Steiner die griechisch-lateinische (römische) Epoche nennt. Lange war der Verstand prägend, man denke an die Philosophie und im Besonderen die Logik des Aristoteles, man denke an die Ratio des römischen Rechtslebens. Beide reichen bis tief in unsere Zeit hinein. Doch mehr und mehr soll und wird sich das Gemüt ausbilden und prägend werden und im Zusammenwirken mit dem bislang dominierenden Verstand das ausbilden, was wir einen „gesunden Menschenverstand" nennen. Die Intelligenz ist kosmischen, göttlichen Ursprungs, deshalb „trinitarisch", denn sie entstammt dem Schöpferwillen der göttlichen Trinität. Für den Menschen, auf den sie sich richtet, zeigt sie sich in den Seelenkräften von Denken, Fühlen und Wollen. Diese wirken immer zusammen, sind nicht getrennt, solange sie als kosmische Intelligenz wirksam sind. Bis in etwa das neunte nachchristliche Jahrhundert hat sie *durch* die Menschenseele gewirkt, wurde als Offenbarung erlebt, als Wirken der göttlichen Intelligenz im Menschen. Seither wird sie mehr und mehr Teil des Menschenseins, uns innewohnend, aus uns entspringend erlebt. Und ihre Wohnung hat sie in unserem Herz gefunden. Herzgebundene Intelligenz heißt immer, dass Denken, Fühlen und Wollen miteinander verbunden sind, mit ihr kann nicht *bloß* gedacht werden. In dem Denken wirkt immer auch das Fühlen und Empfinden mit, und es entsteht immer zugleich ein Antrieb zum Handeln.

Ganz anders der Intellekt. Er ist an das Nervensystem, insbesondere an das Gehirn gebunden. Dort wird er schattenhaft oder Spiegelbild, wie Rudolf Steiner ihn auch nennt. Der Intellekt kann als Denken ganz für sich bestehen, frei von allem Fühlen (z.B. Mitgefühl), ohne Beziehung zum Handeln. Theorie, Abstraktion, ja auch Philosophie bilden Inhalte dieses isolierten Denkens oder eben Intellekts. Dessen Inhalte bestehen aus Worten und Begriffen; die Herzintelligenz erzeugt dagegen immer Bilder, sie öffnet das Tor zu den Imaginationen als einer ersten Stufe, im Erkennen wieder Anschluss an die Geistigkeit von Mensch und Welt zu erzielen.

Empathie

Empathie steht für ein Mitfühlen mit anderen Menschen, aber auch mit der weiteren Welt, von der Erde und ihrer Natur sowie mit dem Kosmos. Sie hat zentrale Begriffe der christlichen Ethik abgelöst, die Mitleid, Nächstenliebe oder Barmherzigkeit genannt wurden. Dominiert in der Intelligenz das Denken, getragen von Fühlen und Wollen, so bei der Empathie das Fühlen, begleitet von Denken und Wollen. Das Gleichnis vom barmherzigen Samariter (Lukas 10, 25–37) gibt ein exaktes Bild für Empathie: Der vermögende Samariter sieht den überfallenen Juden am Straßenrand liegen, fühlt dessen Schmerz und Ohnmacht, setzt sich über das Verbot ihn zu berühren hinweg und bringt ihn in ein Wirtshaus, damit er dort versorgt wird. Er gibt schon im Voraus das Geld für Pflege und leibliche Versorgung, und – das ist besonders bedeutsam – kündigt sein Wiederkommen an, um nach dem Überfallenen zu sehen und zu prüfen, ob es ihm bessergeht, ob er gut gepflegt wurde. Das ist praktizierte oder tätige Nächstenliebe. Dieser Erzählung geht ja die Frage an Jesus Christus voraus, wer einem denn der Nächste sei. Es wird in diesen Bildern so anschaulich, wie das Fühlen als Ausgangspunkt Erkennen und Handeln hervorruft; ebenso wie auch Selbstlosigkeit mitwirkt, denn der Samariter beschmutzte möglicherweise seine Kleider, versäumte einen wichtigen Termin, übernahm Kosten für einen ihm fremden Menschen. Und er zeigte Verantwortung, indem er sich weiter um den Fremden und dessen Befinden kümmerte. Diese Seelenkraft des Herzens bildet die Grundlage für alles soziale Leben, für Mitmenschlichkeit, Verantwortung für das Schwächere, vielleicht Hilflose. Sie verhindert, in der Natur nur eine ausbeutbare Ressource zu sehen, Massentierhaltung, oder Überdüngung der Böden, um nur wenige Beispiele zu nennen. Sie ist auch die Grundkraft aller Berufe, die sich dem Heilen gewidmet haben, denn sie trägt in sich Menschenverständnis und Menschenliebe, oder eben auch beides bezogen auf die Schöpfung. Sie will dienen, nicht im Sinne einer Unterwürfigkeit, sondern als Schenken. Sie will wenig für sich und viel für die anderen, lebt in Zufriedenheit und – ein altes Wort – für Gotteslohn.

Initiative

Stellt sich das Wollen in den Mittelpunkt, durchströmt von Denken und Fühlen, dann erleben wir Initiative. „Werde ein Mensch mit Initiative“, rief Rudolf Steiner 1924 seinen Zuhörern zu, denen er über Menschen- und Weltenkarma vortrug. Wer ehrlich in unsere Zeit schaut, versteht diesen Ruf, der auch heute weiter gilt. Denn immer mehr verliert sich das Feld, in welchem Initiative am unmittelbarsten wirksam ist: die Arbeit. Schon der Ersatzbegriff „Job“ zeigt, dass das tief Sinnvolle und Gesunde von Arbeit nicht mehr erlebt wird. Dass man zu ihr berufen wird und deshalb in ihr einen Beruf ausübt, beispielsweise als Arzt/Ärztin, Krankenschwester oder -pfleger, Lokführer oder Lokführerin etc., erlebt man heute nicht mehr so häufig. In der Weltentstehung des Alten Testaments nach Moses beruft Gottvater Adam zur Arbeit, im Zusammenhang mit der Vertreibung aus dem Paradies (1. Moses 3, 17–19). Arbeit ist ein Auftrag, ein zentrales Element der Menschwerdung. Und Initiative ist wiederum ein Grundelement aller Arbeit. Wobei deutlich wird, dass Arbeit einen Sinn erfüllen muss, den Arbeitenden in seiner Entwicklung fördernd; dass hier auch ein bestimmtes Maß von Freiheit herrschen muss als Anteil der Selbstverwirklichung. Und es mag deutlich werden, wie weit sich heute vieles, was Arbeit genannt wird, von den genannten Inhalten entfernt hat. Es kann auch nicht übersehen werden, dass Arbeit als solche nicht bezahlt werden kann, dass sie in ihrem tiefsten Sinn ein Geschenk ist; dass dennoch der Arbeitende eine Grundlage aus der Gesellschaft erhalten muss, um seine Arbeit leisten zu können. Wozu auch gehört, dass er sich selber weiterentwickeln kann, also auch genügend Zeit für die eigene Bildung im umfassenden Sinn hat.

Initiative beginnt mit einem Entschluss, der zum Handeln führt, und begleitet wird von dem Gefühl der Verantwortung, die mit jedem Tun verbunden ist. Im höchsten Sinne ist der Mensch der Gegenwart und der Zukunft berufen, an der Gestaltung der Welt (der Erde, der Natur, des Menschen und des Kosmos) verantwortlich mitzuarbeiten, im Sinne der göttlichen Schöpfung. Das kann auch tätiger Gottesdienst genannt werden.

Gleichgewicht

Die drei genannten Seeleneigenschaften des Herzens sind nur beispielhaft gemeint; mit ihnen wird nicht alles erfasst, was das Herzorgan der Seele ermöglicht. Dazu gehört ganz zentral auch das andauernde Schaffen und Erhalten von Gleichgewichten. Durch das Herz sucht die Seele immer nach Ausgleich, musikalisch als Harmonie gesehen. Gesundheit ist aus einer Sicht die Fähigkeit, immer auszugleichen, für alles im Organismus Gleichgewicht zu schaffen, oder auch das rechte Maß zu finden. Es kann nicht verwundern, dass das Herz in seinem organischen Bau so harmonisch geschaffen ist, dass es keine Einseitigkeiten bildet, ein im Grunde genommen urgesundes Organ ist. Wie sollte es anders auch zeitlebens seine unermüdliche Arbeit leisten? Und doch kann es krank werden, wie noch geschildert werden wird. Das Gleichgewichten ist für das Herz ein aktives Geschehen, welches es über den ganzen Organismus ausdehnt. Wo Ungleichgewichte sich bilden, ist es gewillt, diese aktiv wieder auszugleichen. Rudolf Steiner drückte das so aus: „das Herz will nichts für sich, es dient allem anderen. In ihm ist alles Folge, nicht Ursache“ (in GA

312, 2. Vortrag). Darüber lässt sich viel und lange denken. Es bildet sich an ihm die Seelenkraft des Altruismus, dem – berechtigt – das Geschwister Egoismus gegenübersteht. Auch hier herrscht im Gesunden Gleichgewicht: „Liebe deinen Nächsten so wie dich selbst"! (Lukas 10, 27). Eine erstaunliche Aussage, die beinhaltet, dass eine gewisse Voraussetzung der Nächstenliebe eben die Eigenliebe ist, beides zusammenklingen muss, im Gleichgewicht sein. Das führt uns zu der Mittekraft, die in seiner Einheit diese Gleichgewichtung erzeugt: unser Ich.

Ich-Elemente des Herzorgans

Aus allem bisher Geschilderten geht hervor, welche direkte Beziehung gerade Herz und Ich haben müssen. Das kommt auch in der Bezeichnung „Mittelpunktorgan" zum Ausdruck, die Steiner dem Herzen gab. Das Ich in seinem rein geistigen Wesen kann die Physis des Leibes nicht direkt betreten, es würde alles Stoffliche mit seinem Feuer verbrennen. Hier bildet die Seele den Puffer zwischen Ich (Geist) und Leib, und es entsteht eine organische Substanz, die aus ihrem Wesen heraus sich ständig in eine geistige Substanz verwandeln möchte, wenn sie nicht daran gehindert würde: das **Blut**. Steiner nennt diesen Vorgang eine Ätherisation des Blutes und fügt hinzu, dass der Erzengel Michael diesem Geschehen mit der Schwere des Eisens entgegenwirkt und dadurch das Blut im Irdischen, der Erdengesetzmäßigkeit verharren lässt. Mephistopheles in Goethes *Faust* nennt Blut einen „ganz besonderen Saft", und lässt Faust den Vertrag, der ihn an Mephistopheles bindet, mit dessen Blut unterzeichnen. Blut ist als einziges Stoffeswesen im Leibe fähig, Träger des Ichs zu sein, ohne daran zu erkranken oder zu verbrennen. Das Herz wiederum wurde, wie geschildert, aus der Blutzirkulation gebildet, ist Ich-Organ. Wieder sollen wesentliche Elemente geschildert werden, die Ausdruck dieser Verbindung von Ich und Herz sind. Es sind dies der Mut, das Gewissen und der Enthusiasmus.

Der Mut

Mut stammt ganz aus dem Geistigen, ist eine Kraft, die dem Ich seit seiner Schöpfung innewohnt. Es ist die Substanz sehr hoher hierarchischer Wesen, den Thronen oder auch Geister des Willens. Sie bildeten aus ihrem Wesen, das Rudolf Steiner „ein Meer aus Mut“ nennt, das Menschen-Ich und zugleich die Keimanlage des Physischen Leibs. Die Mutkraft der Menschen wirkt heute aus einer geistigen Ich-Stufe, die der einzelne Mensch erst in ferner Zukunft individualisiert ausbilden und ergreifen wird, die aber heute schon als Menschheitskraft in die Menschen hineinstrahlen kann: das Geistselbst. Da dieses noch allgemein und nicht individuell wirksam ist, wird der Mut als Seelenkraft erlebt. Er strahlt vom Geistselbst in die Seele, ist seinem Wesen entsprechend jedoch ganz und gar geistiger Natur. Geistiger Träger des Muts ist der Erzengel Michael, und die Eisenkraft, die von ihm ausgeht, wird für uns zum Symbol des Muts, z. B. des Rittertums. Sie ist dem Blut tief eingeprägt. Deshalb können die Mutkräfte in jedem Menschen tätig werden, aber noch nicht als ihm schon eigene, sondern durch ihn wirkende, denen er sich aktiv verbinden kann. Von den Tierkreiskräften ist der Löwe Träger kosmischen Muts, und diese Löwenkräfte mit ihrem Mutgehalt wirken im Herzen. Ein reales Bild davon ist die Mutter-Liebe, die keine Macht fürchtet oder Gefahr scheut, wenn es gilt, ihr Kind zu schützen, wenn es bedroht wird.

Wieder können wir die trinitarische Gliederung in allem Geistigen erkennen, wenn wir auf Erkenntnismut, Bekennermut und Entscheidungsmut schauen. Der *Erkenntnismut* verbindet sich mit der Wahrheit, seine höchste Intensität findet er in der Selbsterkenntnis. Das alte Tempelwort „[Mensch] Erkenne dich selbst" erhält seine menschheitliche Bedeutung in der Gegenwart, und seine Realisierung erfordert ein gesundes und mutvolles Herz.

Ihm polar gegenüber steht der *Entscheidungsmut*, der vom Willen getragen wird, so wie der Erkenntnismut vom Denken. Jede wirkliche Entscheidung, die ein Mensch trifft, wirkt in die Zukunft, hat ein Ziel. Doch ist völlig offen, ob dieses Ziel erreicht wird, ob der richtige Weg eingeschlagen wird, welche Folgen für den damit verbunden sind, der diese Entscheidung trifft. Es braucht wirklich Mut, in das Ungewisse der Zukunft hineinzuschreiten, weshalb wir heute erleben müssen, wie selten Menschen diesen Entscheidungsmut leben. Wir trafen schon auf der Seelenebene des Herzens auf die Verantwortung. Im Entscheidungsmut hat sie ihren geistigen Urgrund, weil jede Entscheidung immer gekoppelt ist an eine mit ihr verbundene Verantwortung.

Hier darf in aller Kürze auf das Weltgeschehen der Widersacherkräfte geschaut werden. Dem Werdeprozess des Ergreifens der Freiheit hat die Gottheit Hindernisse entgegengestellt. Denn Kraft bildet sich am Widerstand, wie jeder Sportler weiß. Zwei solche Kräfte wirken im und außerhalb des Menschen, aus alter Weisheit Luzifer und Ahriman genannt. Sie fürchten einen vom Mut ergriffenen Menschen und stellen ihm von ihnen stammende Kräfte gegenüber, die den Mut hemmen und unwirksam machen sollen. Auf die Seite des Erkenntnismuts stellt Luzifer den Hoch- und Übermut; auf die Seite des Entscheidungsmuts Ahriman Angst und Feigheit. Und wieder kommt die mittlere Kraft vermittels des Herzens, um beide Gegenkräfte in ein für den Menschen förderndes Gleichgewicht zu bringen: die Demut. Ihr berührendes Bild ist Christi Fußwaschung seiner Jünger (Joh. 13, 1–20). Man lese diesen Text exakt und wird begreifen, welche Kraft den Jüngern, oder jetzt wieder auf uns bezogen: jedem Menschen zuströmt, wenn sein Ich sich in diesen Quell der Demut stellt. Der uns lehrte, täglich zu bitten, dass des Vaters Wille geschehe, nicht ausschließlich der eigene. Ganz entscheidend auch für das Verständnis des Wesens Anthroposophie ist, dass sie in unsere Herzen nur aufgenommen werden kann, wenn wir auf dem Weg zu ihr durch das Tor der Demut schreiten (siehe dazu: Rudolf Steiner, *Wie erlangt man Erkenntnisse höherer Welten?*). Deshalb ist das mittlere Wesen des Muts der *Bekennermut*, ein heute für viele fremder Begriff. Man ist vielleicht Fan eines Fußballvereins, trägt dessen Symbole; sieht in Popgrößen sein Idol; bekennt sich zu einem Anderssein gegenüber der „öffentlichen Meinung“, die heute auch Mainstream-Denken genannt wird. Die gerade durchlebte Corona-Pandemie hat erleben lassen, wie ein Bekennertum heftig bekämpft wird, diffamiert und kriminalisiert. Auch hier steht ein allerdings erschütterndes und unfassbares Evangelienbild vor uns: die Verleugnung des Petrus. Ausgerechnet der Jünger, auf den Christus seine Kirche gründen will, das heißt auch bauen wollte, der immer wieder seine bedingungslose Liebe zu seinem Herrn beschwor, leugnet seine Jüngerschaft, obwohl er keineswegs massiv bedroht wird und erst kurz zuvor vom Christus darauf vorbereitet wurde. Der andere Jünger, der zu dem größten Bekenner Christi wurde, durch sein Evangelium mit den nur bei ihm auftauchenden sieben Ich-Bin-Worten, und durch seine weit in die Zukunft weisende Offenbarung oder Apokalypse, Johannes, er ruhte am Herzen Christi.

Das Gewissen

Das Gewissen ist eine ganz verborgene Kraft im Menschen. Es muss ein Wesen sein, denn es kann sprechen: die Stimme des Gewissens. Es ist eng mit der Ich-Entwicklung verbunden. Erst wenige Jahrhunderte vor der Zeitenwende wird von ihm gesprochen. Vorher zeigte es sich als Gestalten von außen, ein Beispiel sind die griechischen Erinnyen oder die Rachegöttinnen bei den Römern. Mehr und mehr wurde ein Gewissen im Innern des Menschen erlebt, als eine sittlich-moralische Instanz, die Gutes von Bösem, Richtiges von Falschem unterschied. Das Gewissen wurde verantwortlich für die Handlungen der Menschen, das gute Gewissen wurde zum sanften Ruhekissen, das böse zum Dämon, der den Menschen vor sich hertreibt, im Extrem bis zur Selbsttötung.

Dass das Gewissen aus dem Herzen spricht, das Herz Sitz des Gewissens ist, ist eine traditionelle Vorstellung. Was oder wer ist aber das Gewissen? Rudolf Steiner hat darüber öfter gesprochen, zum Beispiel auch zu den Arbeitern am Goetheanum 1923 (GA 350). Seine Schilderung ist sehr eindrucksvoll und nachvollziehbar. Er nennt das Gewissen die Sprache unserer Vorgeburtlichkeit. Solange die Menschen wussten, dass sie aus einer geistigen Welt geboren wurden, die sie verließen, obwohl sie sie als ihre eigentliche Heimat erlebten, gab es das Gewissen nicht. Je mehr die Menschen jedoch ihr Leben im Geistigen vor ihrer Geburt zum Erdenmenschen vergaßen, umso mehr meldete sich das Gewissen als Erinnerung dieser Herkunft. Steiner nennt es unser Ewiges, „was nicht geboren ist und nicht stirbt". Dieses Ewige ist aber unser Ich. Dieses Ich streckt mit der Geburt seine Fühler nur aus zum Irdischen, insbesondere zum Leib, und verbleibt als Ewiges in seiner Geistesheimat außerhalb von Raum und Zeit. Es trägt in sich das Wissen seiner schon ewig andauernden Existenz, der vielen vorausgegangenen Erdenleben, sowie der Zeiten zwischen Tod und neuer Geburt. Es hat mit den hierarchischen Helfern einen Lebensplan für das kommende Leben gebildet, um Vieles neu zu ergreifen, Nichtgelungenes besser zu machen, Schuld auszugleichen. Es hat Karma gebildet. Diesen Lebensplan, den der Mensch in sich trägt, vergisst er normalerweise mit der Geburt, ja muss ihn vergessen, um ihn aus der Freiheit heraus neu zu entdecken und umzusetzen. Hierbei hat jeder Mensch einen treuen Begleiter, seinen ihn auch seit langen Zeiten begleitenden Engel. Dieser weiß jede Eintragung im Lebensplan, *er* hat ihn nicht vergessen und kann uns auf seine Weise immer neu darauf lenken, vor allem wenn wir sehr davon abzuweichen drohen oder ihn gar ganz ignorieren. Denn auch hier sind die Versucher und Hinderer wirksam, die uns vom „rechten Weg" abbringen, uns in ihre Gefilde verlocken und „in die Irre führen" wollen, wo es keine Freiheit gibt! Die Stimme des Gewissens ist also die Stimme des Engels, der für das Ich stellvertretend spricht. Und das Herz ist das Organ in Verbindung mit dem Blut, durch das der Engel eng verbunden mit dem Menschen wirken kann.

Der Enthusiasmus

„Anthroposophie ist erst dann in richtigem Sinne verstanden, wenn sie nicht bloß mit dem Kopf aufgefasst wird, sondern wenn sie uns in jeder ihrer Äußerungen Enthusiasmus gibt"

(Rudolf Steiner in GA 169, 13.6.1916). Dieser Enthusiasmus ist eine Ich-Kraft, die sich der Welt durch das Herz zeigen kann. Das Wort Enthusiasmus wurde aus dem Griechischen „entheos“ gebildet, was gotterfüllt heißt. Im wahren Enthusiasmus ist unser Ich gotterfüllt, was heißt, sich seiner göttlichen Herkunft und Natur bewusst zu sein, aus ihr heraus denken, fühlen und handeln zu können. Deshalb verbindet sich wahrer Enthusiasmus mit der Demut. Er ist nicht laut oder überschießend, aber beständig und seinem Ursprung ergeben. Er verbindet sich mit der Dankbarkeit, ein Teil der großen Schöpfung zu sein, ja an ihr mitgestalten zu dürfen. Enthusiasmus ist *nicht* die oberflächliche, vergängliche Begeisterung, deren christliches Bild der Palmsonntagmorgen ist, wo Jesus auf dem Eselsfüllen in Jerusalem von der Menge mit Palmzweigen und Hosianna-Rufen begleitet wird; die gleiche Menschenmenge, die am Freitag schon „kreuzige ihn“ rufen wird. Begeisterung kann eine schöne, hilfreiche Seelenkraft sein, doch sie ist wie eine Flamme, sie lodert auf und erlischt auch schnell wieder. Sie fördert den Augenblick, doch ist zumeist nicht andauernd.

Ganz anders Enthusiasmus, der einen ein ganzes Leben lang begleiten kann, mal mehr, mal weniger intensiv, in unserer Tiefe des Geistigen immer anwesend. Denn er stammt aus unserem ewigen Wesen, dem Ich. Er birgt in sich auch das Wesen der Treue, und die Treue gehört ja unbedingt zum menschlichen Herzen. Diese Seelenkraft und ihre Verbundenheit mit der geistigen Welt spricht Rudolf Steiner in einem Meditationstext (in *Wahrspruchworte*) an:

Es bedarf der Mensch der inneren Treue;
Der Treue zu der Führung der geistigen Wesen.
Er kann auf dieser Treue auferbauen
Sein ewiges Sein und Wesen,
Und das Sinnessein dadurch
Mit ewigem Licht
Durchströmen und Durchkraften.

Das gesunde Herz und seine Pflege

Bis hierher haben wir das gesunde Herz kennengelernt. Es ist staunenswert, welche umfassende Bedeutung dieses Organ für unser Menschsein hat, wenn es in seiner leiblichen, seelischen und geistigen Gestalt, Aufgabe und Vielfalt von uns erkannt wird. Wahrhaftig: ein Mittelpunktorgan! Deshalb wurde es auch in alten Zeiten und seit Steiner auch in der Anthroposophie als Vertreter der Sonne erlebt, die Mittelpunkt unseres Erdorganismus im planetarischen Sinne ist. Diese große kosmische Welt (Makrokosmus) trägt der Mensch als Mikrokosmos in sich. Und wie die Sonne Wohnung geistiger Wesen ist, die den Erdorganismus lenken und ordnen, so verbinden sich dieselben auch dem Menschenherzen, haben auch hier Wohnung und können sich mit jedem (!) einzelnen Menschen verbinden. Das Herz ist ein durch und durch überkonfessionelles Organ! Sich diesem Sonnenwesen zu verbinden und es in sich wirksam sein zu lassen, ist die intensivste Pflege, die wir unserem

Herzen angedeihen lassen können. Rudolf Steiners Anthroposophie gibt hierfür eine Überfülle an Anregungen.

Ein einfacher Schritt zur Pflege des Herzens ist das Erwerben einer Kenntnis dieses Organs, wie sie hier in Grundzügen dargestellt wurde. Jedem Lebewesen, ja wohl jeder Kreatur der Schöpfung wohnt das tiefe Bedürfnis inne, in seinem Wesen erkannt zu werden. Unter dieser Voraussetzung leuchtet es sicher ein, wie sehr wir das Herz kränken, wenn wir es zur Pumpe erklären. Zur Pflege gehört auch die Dankbarkeit für alles, was dieses Organ für uns tut, wie zentral wichtig, ja unverzichtbar seine Tätigkeit für uns ist. Es ist ja Werkzeug und Instrument für uns, für unser Ich. Vor allem die Unermüdlichkeit und die Selbstlosigkeit können uns Orientierung geben, ja Vorbild werden für unser Leben in der Gemeinschaft aller Erdenwesen, im Besonderen aber in der Sozialität von Menschengemeinschaften.

Ein weiterer großer Aspekt ist die Bewegung. Das Herz selber ist ein Ruheorgan, wie es schon als Sinnes- und Stauorgan beschrieben wurde. Es ist der Ruhepol in der ewig andauernden Blutbewegung, wird von ihr bewegt, verzichtet auf eine Eigenbewegung. Und ist bedürftig, die Bewegung mitzuerleben, die das Ich mit Leib und Seele vollzieht. Das bezieht sich vor allem auf alle Bewegungen der Gliedmaßen. Je kreativer diese sind, umso gesünder für das Herz, je mechanischer, umso schädlicher oder kränkender. Es ist faszinierend, dass eine solche ungewohnte Aussage ihre fast unglaubliche Bestätigung in einer sehr großen, epidemiologischen Studie nordamerikanischer Wissenschaftler gefunden hat. Diese fest auf dem Boden der Evidenz-basierten Wissenschaft (Schulmedizin) stehenden Forscher fanden heraus, dass das Risiko, einen Herzinfarkt zu erleiden, um den Faktor Fünf sinkt, wenn der Mensch regelmäßig mindestens viermal in der Woche einen 30 bis 45-minütigen Spaziergang macht. Das schafft kein in der Prävention eingesetztes Medikament dieser Medizin, ob Aspirin, beta-Blocker oder andere. Eine besondere Bedeutung für das Bewegungserleben des Herzens hat die Kunst, ob nun als Malen oder Plastizieren, Musizieren, und auch die jungen Künste der Eurythmie und Sprachgestaltung, ebenso pflegende Bewegung in der Natur, beim Gärtnern, der Waldpflege oder weiteres. Ganz bedeutsam sind alle stärkenden Seelenbewegungen wie Freude, Anteilnahme, Positivität, auch Lachen und Weinen. Belastend für das

Herz ist dagegen, wenn diese Seelenbewegungen sich einer Mechanik verbinden, zum Beispiel beim Autofahren, Computertätigkeiten oder wenn diese mit negativen Gefühlen verbunden sind wie Zorn oder Wut, Angst oder Hass.

Eine dritte große Pflegemöglichkeit betrifft alle Sinneswahrnehmung. Allerdings hilft diese nicht, wenn sie an der Oberfläche verweilt. Sie nährt das Herz, wenn sie in die Tiefe des Wahrzunehmenden dringt, bei lebendigen Wesen in die Idee ihrer Schöpfung, den geistigen Kern. Hier ist die Natur ein ideales Gegenüber, eine das Herz pflegende Wahrnehmung zu erüben und zu schulen. Ob Stein, Pflanze oder Tier, ob Landschaftsgestalt, ob Wolken oder der Sternenhimmel, der Möglichkeiten sind so viele, dass wir sie nie erschöpfen können. Wobei auf die Ruhe und Ausdauer der Wahrnehmung geachtet werden sollte, auch auf die längere Wiederholung einer gleichen, ohne dass diese langweilig wird, weil doch fast immer auch Neues wahrgenommen werden kann. So wie es dem Herz auch nicht langweilig wird, ein Leben lang ein scheinbar Gleiches zu tun, und doch jeden Tag Neues zu erleben.

Wenn diese drei Elemente – Kenntnis des Organs, Bewegungs- und Wahrnehmungsschulung – ernst genommen und in das tägliche Leben eingebunden werden, können sie ergänzt und unterstützt werden durch zwei Arzneimittel, die hier noch kurz charakterisiert werden sollen.

Cardiodoron

Rudolf Steiner regte Ärzte und Pharmazeuten zu neuen Arzneimitteln an, die charakteristisch für die Anthroposophische Medizin sind. Er empfahl überraschende Kombinationen von Pflanzen oder Mineralien und auch ganz neue Herstellungsverfahren, zum Beispiel die Metallspiegel oder auch vegetabilisierten Metalle. Dazu machte er mehrfach die Aussage, die heute – im Blick auf die hochmechanisierte und abstrakte Herstellung moderner chemisch-synthetischer Medikamente – grotesk klingt: Der herstellende Apotheker oder Pharmazeut müsse seinen Labortisch zum Altar machen. Der Arzt wiederum müsse dem von ihm verordneten Arzneimittel etwas von sich, von seiner Hand mitgeben, was als Impuls zum Heilen verstanden werden kann. Die Arbeit am zum Altar gemachten Labortisch rückt ein solches Arzneimittel in die Nähe der Sakramente. Beide Voraussetzungen für diese neuen Arzneimittel mögen individuell im Bemühen, ihnen gerecht zu werden, veranlagt worden sein; ihre Verwirklichung weist aber deutlich in die Zukunft.

Eine Besonderheit der anthroposophisch begründeten Arzneimittel werden Typenmittel genannt: sie sind typische Mittel für typische Krankheiten. Sie gehen nicht von dem konkreten Patienten und seiner Individualität aus, sondern von einem Typus Erkrankter und Krankheit.

Eines der ersten dieser Typenmittel ist *Cardiodoron.* Rudolf Steiner empfahl dem Arzt Ludwig Noll drei Pflanzen, die auf richtige Weise zusammengefügt ein Mittel ergäben, welches die Herztätigkeit reguliert, wie er auf einem Notizblatt festhielt. Die drei Pflanzen sind die Eselsdistel (Onopordon acanthium), das Himmelschlüsselchen (Primula officinalis) und das Bilsenkraut (Hyoscyamus niger). Von den ersten beiden wurden die Blüten genommen, vom Bilsenkraut frische Blätter, diese in deutlich geringerer Dosis als bei Eselsdistel und Primel (0,1 % im Verhältnis zu je 2,5 %). Pharmazeutisch erfolgt eine Digestion, das heißt die Extraktion im Lösungsmittel (eine Wasser-Alkohol-Mischung) bei einer Temperatur von 37°C. Das hat eine Ähnlichkeit mit dem Verdauen, wir können von einer Vorverdauung sprechen. Wichtiger ist wohl der Wärmeprozess mit der Idealtemperatur des menschlichen Körpers, besonders mit Blick auf das Herz als Wärmeorgan.

Die drei Pflanzen könnten unterschiedlicher nicht sein und haben doch etwas Gemeinsames. Die Eselsdistel wird bis zu 2 Meter hoch, hat sehr fleischige Blätter und die typische Distelblüte, ein Korb voller Röhrenblüten. Ihren Namen hat sie wohl von dem Phänomen, dass man keinen Esel an ihr vorbeibringt, ehe er sie nicht gefressen hat. Ihr ganzer Wuchs weist auf ihre Beziehung zum Stoffwechsel hin.

Polar zu ihr erleben wir das Bilsenkraut. Es gehört zur Familie der Nachtschattengewächse, die alle starke Giftbildner sind, man denke an die Tollkirsche (Atropa belladonna). Shakespeares Drama „Hamlet" fußt auf der Vergiftung seines Vaters mit Bilsenkraut, das ihm im Schlaf ins Ohr geträufelt wird. Die berühmte Frage „Sein oder Nichtsein" verweist auf das Bewusstsein und seine wache Frage nach der Existenz, also eine ganz moderne Betrachtung, denkt man an die Existenzialphilosophie des 20. Jahrhunderts. Im Menschen bedeutet Gift immer Herausforderung des Ichs oder auch Schärfung des Bewusstseins, was allerdings eine Dosisfrage ist, denn das Ich überfordernde Dosen betäuben oder führen gar zum Tod. (Und schon Paracelsus kannte den Unterschied der Dosis, was eine Pflanze zur Gift- oder Heilpflanze macht.)

Zwischen diese gewaltige Polarität beider Pflanzen wird nun das vergleichsweise „kleine" Himmelschlüsselchen gestellt, welches beide aus der Mitte zum harmonischen Ausgleich bringen soll. Eine Überforderung? Wohl nicht, denn das Kleine ist oft stärker als das Große, wie wir es auch aus vielen Märchen und Sagen kennen, oder auch vom Kampf Goliaths mit David im Alten Testament. Die Primel ist eine wundervoll harmonische Pflanze: kräftige Wurzel, eine breite, dem Boden anliegende Blattrosette, ein kraftvoller und sehr gerader Stängel; und schließlich die goldgelben Blüten, deren Anblick jedes Herz aufschließen muss. In unserer Familie war dieser Frühlingsblüher die Blume, die wir als Strauß unser Mutter zu ihrem Geburtstag im März überreichten.

Diese Harmonie der Pflanzenbildung ist auch das Gemeinsame aller drei. Keine zeigt eine einseitige Betonung in der Pflanzengliederung von Wurzel, Stängel und Blatt (Kraut) sowie Blüten, bei allen sind diese Glieder harmonisch ausgebildet. Nur in der Giftbildung zeigt das Bilsenkraut und in ihrem starken Wuchs die Eselsdistel Besonderheiten. Doch die harmonische Wuchsform dominiert.

Cardiodoron als Arzneimittel reguliert die Herztätigkeit, das heißt, sie wirkt im *ganzen* Herzen. Es spricht Leib, Seele und Ich im Herzen an und hilft und unterstützt es dort, wo Hilfe gebraucht wird oder Mangel herrscht. Man wird diesem großartigen Mittel nicht gerecht, es nur auf die Steigerung des Blutdrucks bei zu niedrigem Blutdruck (Hypotonie) zu reduzieren. Es gibt vielmehr dem ganzen Herzen Orientierung, seine vielfältigen Aufgaben zu erfüllen. Es schützt jedoch auch vor den vielen mechanischen Einflüssen auf das Herz, seien es automatisierte Bewegungen durch Kraftfahrzeug, Eisenbahn oder Flugzeug. Und es gleicht die mechanische Bilderwelt aus, die heute unsere Sinneswahrnehmung überflutet und der man sich kaum noch entziehen kann. Wer also mit beidem – automatisierter Bewegung und überfluteten Sinnesleben – viel zu tun hat, sich ihm aussetzen muss, tut gut daran, drei- bis viermal im Jahr für vier Wochen morgens und abends 20 Tropfen oder eine Tablette *Cardiodoron* einzunehmen und seine Anstrengungen und Belastungen dadurch auszugleichen, ehe sie zu anhaltenden Störungen oder Krankheiten des Herzens führen. Auch kurzfristig vor größeren Belastungen, einer langen Flugreise in andere Zeitzonen, einer Operation oder vorausschaubaren Stresssituationen ist die Einnahme von *Cardiodoron* für einige Tage vorher und nachher sinnvoll und entlastet das Herz.

Wie tiefwirkend Rudolf Steiner dieses Arzneimittel dachte, lässt uns eine Aussage von ihm nacherleben, die die junge Ärztin Magarethe Bockholt aufzeichnete: „Sie werden sehen, wie wenig die Menschen an Urteilskräften haben; das hängt ja mit dem Herzen zusammen, da könnte man *Cardiodoron* diäthetisch geben". Mit dieser Indikation wird es eine wirkliche Arznei der Zivilisationskrankheit!

Weißdorn

Der buschig und in Hecken wachsende, aber auch baumbildende Weißdorn (Crataegus monogynae, -oxyacantha) ist die Herzpflanze schlechthin, die das Herz so nährt wie Essen und

Trinken den ganzen Menschen. Wir werden bei den Krankheiten des Herzens darstellen, wie speziell Weißdorn das ermüdende Herz stärkt, zum Beispiel im Alter, wie er zum Heilmittel wird bei der Herzverhärtung, die heute abstrakt Koronare Herzkrankheit genannt wird. Weißdorn ist aber auch, so wie *Cardiodoron*, ein Diätikum des Herzens.

Der Weißdorn gehört zur Familie der Rosengewächse, ist also ein Verwandter der Rose, auch mit der Bildung von Stacheln. Die Fruchtbildung mit einem großen zentralen Kern teilt er mit vielen der heimischen Obstbäume, die alle zu einer großen Pflanzenfamilie gehören, die Rosengewächse (Rosaceae). Im Frühling sprießen gleichzeitig die strahlend weißen Blüten und die Blätter. Die Blüten verströmen einen strengen, fischartigen Geruch und werden von Fliegen und Käfern bestäubt, Bienen und Hummeln suchen sie nicht auf. Das Holz ist ungewöhnlich hart und wurde früher für die Dreschflegel genutzt, mit denen die Körner aus den Getreideähren geschlagen wurden. Daher stammt auch der botanische Name Crataegus, denn das griechische Wort krataios bedeutet hart, stark. Die Früchte sind sehr mehlig, weshalb auch ein anderer Name für ihn „Mehldorn“

ist. Sie werden von Amseln, Drosseln und Krähen gefressen.

Als Arzneimittel ist der Weißdorn erst Anfang des 20. Jahrhunderts in Irland entdeckt worden. Der deutsche Apotheker Willmar Schwabe wurde darauf aufmerksam und führte Weißdorn in Deutschland als ein Mittel zur Behandlung der Herzschwäche ein. Er nannte sein Arzneimittel *Crataegutt*. Nach dem zweiten Weltkrieg entstand eine umfassende Forschung zur Beschreibung seiner Wirksamkeit, die sich bis in unsere Zeit fortsetzte. Dabei wurde eine Komposition von Wirkungen nachgewiesen, die kein modernes chemisch-synthetisches Medikament hat: Weißdorn stärkt den Herzmuskel, steigert die Durchblutung der Herzkranzgefäße, fördert den Rhythmus, stärkt den Tonus der arteriellen Gefäße und reguliert so den Blutdruck zum gesunden Maß, und hat schließlich auch noch leichte die Blutfette senkende und antientzündliche Effekte. Diese umfassende Pharmakologie hat Weißdorn der modernen Medizin suspekt gemacht, denn wie sollte sie bei so komplexer Wirksamkeit ihr eindimensionales Ursache-Wirkungs-Modell anwenden?

Schaut man jedoch mit dem Herzen auf den Weißdorn, so erlebt man einen friedvollen Riesen, der seine große Kraft gerne zur Verfügung stellen möchte, und selber wie eine Imagination des zu sehr zur Verhärtung neigenden Herzens ist. Deshalb kann er nach uraltem Wissen, Gleiches durch Gleiches zu heilen, das Herz stärken. Zum Arzneimittel werden die Blüten und die Blätter (früher auch die Beeren) verwendet. Es finden sich moderne Arzneiformen wie Kapseln oder Filmtabletten, aber auch die ursprüngliche Arzneiform des *Crataegutts* als Tropfen. Der über Vierzigjährige sollte im Frühjahr und Herbst jeweils 4 bis 6 Wochen eine „Crataegus-Kur" zur Pflege seines Herzens durchführen, zum Beispiel morgens und abends 12–15 Tropfen oder auch eine Tablette *Crataegutt Novo 450*. Das Herz wird es ihm danken. In dem alten und bewährten Kreislaufmittel *Korodin* ist Crataegus mit Campher verbunden wirksam.

Seelenpflege des Herzens

Hier soll nur eine Übungswelt ganz in den Vordergrund gestellt werden, weil sie im eigenen Erleben eine ganz besondere Unterstützung einer gesunden Herztätigkeit ist: die Positivität. Rudolf Steiner nannte fünf Grundübungen zur

Schulung der Seele, um diese aufnahmefähig zu machen für eine höhere Geisterkenntnis, die er gestuft Imagination, Inspiration und Intuition nannte. Eine sechste Übung ist dann das Miteinander-Verbinden der fünf Grundübungen, die oft auch Nebenübungen genannt werden, was irreführend sein kann, weil sie doch Voraussetzungen schaffen für eine darauf aufbauende höhere Erkenntnis. Das Erüben von Positivität ist die von ihm als vierte in der Reihenfolge der fünf oder sechs Grundübungen genannte. Schaut man in unsere Gegenwart, so ist diese geradezu geprägt von dem Gegenteil: einer uns täglich begegnenden Negativität. Diese ist geradezu Leitbild der modernen Medienwelt, man denke nur an die Erfahrungen der letzten Jahre im Zusammenhang mit der Pandemie. Aus der nordamerikanischen Medienwelt stammt der Satz, dass gute Nachrichten keine Nachrichten seien („Good news are no news"). Jeder mag an sich selbst erforschen, wie weit diese Prämisse ihn ergriffen hat oder nicht, ob ein fürchterliches Erdbeben mit vielen Toten, das Horrorszenario der Folgen der Klimakrise, die aktuell wieder beschworene Kriegsgefahr oder Vergleichbares ihn stärker anspricht oder beschäftigt, als positive Geschehnisse, sofern überhaupt davon berichtet wird. Man denke auch an das boomende Geschäft des Versicherungswesens, das ja nichts anderes ist als Ausdruck einer permanenten Furcht, es könnten ein Unfall, Sturmschäden am Haus, eine plötzliche Krankheit oder ähnliches in der Zukunft auf einen warten. Wie konnten Goethe oder seine Zeitgenossen überhaupt ruhig und zuversichtlich leben ohne Kranken-, Unfall- oder Gebäudeversicherung? Man werde auch einmal aufmerksam darauf, dass keine Versicherung vor dem konkreten Vorfall schützen kann, sondern nur den wirtschaftlichen Schaden ausgleicht. Viele Menschen antworten, angesprochen auf ihre skeptisch-pessimistische Grundhaltung, mit empörter Verneinung und der Aussage, sie seien ausschließlich realistisch. Eben – doch was ist das für eine Realität, in der sie leben?

Hier sollen nur stichwortartige Hinweise auf Lebensinhalte zum Stärken der Positivität folgen. Ein großartiges Übungsfeld bieten die Natur und auch der Kosmos. Gerade im Frühjahr lässt sich jeden Tag bewundern, was die Pflanzenwelt alles aus scheinbar erstorbenem Zustand an Blüten und Blättern hervorzaubert, wie überschwänglich die Vogelwelt die neue Fülle des Lichts bejubelt, wie auch wir Menschen ganz anders gestimmt werden, wenn schon der

Morgen uns beim Aufwachen licht begrüßt. Wir können das Staunen als einen Anteil der Positivität erüben in der Beobachtung der Wolkengestaltung, eines klaren Sternenhimmels mit Planeten und Sternbildern wie zum Beispiel dem Orion. Welche Zuversicht können wir dadurch gewinnen, dass dies alles seit Jahrtausenden so ist, in diesem Kosmos Ordnung und Gesetzmäßigkeit herrscht, auch Zuverlässigkeit. Wir können schließlich auch eine Art Kontobuch positiver Erlebnisse führen, in welchem für jeden Tag notiert wird, was positiv, und auch was negativ war. Über lange Zeit treu geübt wird eine Stimmung in unserer Seele einziehen, die Rudolf Steiner für das Kleinkind beschrieb: „Die Welt ist gut und schön". Das ist aber auch die Grundstimmung unseres Herzens. Es ist sein lebenslanges Anliegen, dass die Welt des Organismus gut und schön sei, und wie es dazu beitragen kann.

Rudolf Steiner hat Seelenorgane beschrieben, die seit alters her als Lotusblumen oder Chakren bekannt und Sinnestore für die uns umgebende unsichtbare, aber reale Welt sind. In der Herzgegend lebt die zwölfblättrige Lotusblume, die uns wahrnehmungsfähig macht für das Seelenleben anderer Menschen sowie für die

Wesensarten von Pflanzen und Tieren, die uns so ein tiefes Verständnis für alle Naturvorgänge ermöglichen. Zur Aktivierung dieses Herzseelenorgans nennt Steiner sechs Übungsfelder, die den Grundübungen sehr nahekommen: Regelung des Gedankenlaufs, Folgerichtigkeit im Handeln, Erziehung zur Ausdauer, Duldsamkeit allem gegenüber (Toleranz), Unbefangenheit gegenüber allen Lebenserscheinungen und schließlich das Erwerben eines Lebensgleichgewichts (Gleichmut). Hier taucht das Wort Positivität zwar nicht auf, ist aber in den genannten Eigenschaften geborgen. Es ist nicht einfach, in der Hektik der Gegenwart die Ruhe zu finden, diese Übungswelt zu betreten. Doch sei als Trost und zur Ermunterung gesagt: „Wenig aber treu geübt schafft unerwartet viel!“

Das kranke Herz

Wenn im Folgenden auf Krankheiten des Herzens geschaut wird, müssen wir zunächst auf ein Paradoxon hinweisen. Von seinem umfassenden Wesen her, wie es bis hierher dargestellt wurde, ist das Herz ein durch und durch gesundes Organ! In der richtigen Weise vom Ich ergriffen, kann das Herz eigentlich nicht krank werden. Ein treffendes Beispiel für diese erstaunliche Aussage ist, dass im Herz die Krebskrankheit nicht auftritt, nicht mal auftreten kann. Und doch wird es krank, vor allem in den Sklerosekrankheiten, der Verhärtung des Herzens, der Hartherzigkeit. Um diesen scheinbaren Widerspruch zu verstehen, wenden wir uns einer Schilderung im Markusevangelium zu. Christus hat eine große Menge der um ihn lagernden Menschen, viertausend oder mehr, mit den sieben Broten gesättigt, die seine Jünger bei sich hatten. Sie ziehen weiter und die Jünger machen sich Gedanken darüber, dass sie nun keine Brote mehr für sich selber haben. Christus bemerkt diese Gedanken und spricht zu ihnen: „Warum macht ihr euch Gedanken darüber, dass ihr keine Brote mehr habt? Begreift und versteht ihr noch nicht? *Ist euer Herz völlig verhärtet*? Augen habt ihr, und seht nicht; Ohren habt ihr und hört nicht!" (Markus 8, 14–21). Das beschreibt unsere Zeitensituation: die verhärteten Herzen, die das offenbare Geistige nicht mehr erkennen, die blind geworden sind für die Taten des Geistes, die seine Stimme nicht mehr hören können. Das Herz ist blind und taub geworden! Christus ist gekommen, um die Menschen erneut sehend und hörend zu machen: Wer Augen hat zu sehen, der sehe! Wer Ohren hat zu hören, der höre! Diese Blind- und Taubheit dauert bis in unsere Zeit an, auch heute fragt uns Christus „Sind eure Herzen (immer noch) völlig verhärtet?"

Wir müssen ja nur in das Zeitgeschehen der letzten Jahrhunderte sehen, unsere Gegenwart aus der Sicht der Ethik der Christuslehren betrachten, und es kann gar nicht anders sein, als dass die Verhärtung der Herzen andauert, ja womöglich noch zugenommen hat. Die soziale Frage, wie kann eine Menschheit als Ganzes oder auch in kleineren Gemeinschaften zusammenleben, sodass jeder nach seinen Möglichkeiten zufrieden und selbstbestimmt lebt, ist eine Herzensfrage. Solange jedoch das Herz aus der Mechanik einer Pumpe verstanden wird, werden wir die Gesellschaft eines praktizierten Sozialdarwinismus haben und die Herzen werden verhärtet bleiben oder – soweit überhaupt noch möglich – weiter verhärten. Erst wenn wir lernen, mit den Augen des Herzens zu sehen, mit seinen Ohren zu hören, mit seinem Seelenteil zu fühlen, zu denken und zu handeln, wird eine neue „christliche" soziale Ordnung entstehen können, in der die Einzelseele ihrem Wesen entsprechend leben darf, doch zugleich auch ihre Kräfte ganz in den großen oder kleineren sozialen Organismus einbringt. Dann werden wir erleben, wie die Verhärtung der Herzen weicht und seine ihm innewohnende Gesundheit sichtbar wird, die mit Worten des Prologs im Johannes-Evangelium von Leben und Licht durchdrungen ist. Schon in den Prophezeiungen des Hesekiel im Alten Testament heißt es: „Ich will euch ein neues Herz und einen neuen Geist in euch geben, und will das steinerne Herz aus eurem Leibe wegnehmen und euch ein lebendiges Herz geben" (Kap. 8,17). Das ist nur möglich, wenn wir unsere Herzen aufschließen für die reale Welt des Geistes, aus der ja alles mit Sinnen

Erfassbare erst entstanden ist und, mit Goethe gesprochen, als offenbares Geheimnis uns umgibt. Deshalb immer wieder die Frage in den Evangelien „Willst du gesund werden"? Es ist eine Frage an uns als Ich-Menschen, an unsere Willensnatur, eingebunden in das große Ziel eines freien Menschen. Die Antwort müssen wir aus unserem Herzen geben.

Herzverhärtung – oder Koronare Herzkrankheit

Die häufigste Todesursache in einer technisch geprägten und von der Weltanschauung des Materialismus und seinem Intellekt erfassten „westlichen" Welt sind immer noch die Herz- und Kreislauferkrankungen, wobei für letztere vor allem arterieller Bluthochdruck und Arteriosklerose stehen. Als junger Arzt in den Sechzigerjahren des 20. Jahrhunderts schrieb ich als Diagnose noch „Sklerotisches Herzleiden", später dann wurde daraus die Koronare Herzkrankheit, auch diese dann noch weiter verkürzt als KHK. Als ob die Arteriosklerose der Herzkranzgefäße (Koronarien) die *Ursache* der Herzsklerose sei, weil dadurch die Durchblutung des

Herzmuskels gemindert wird. Nur: wie in ganz vielen Definitionen von Krankheitsursachen wird eine Folge zur Ursache gemacht. Auch der arterielle Hochdruck (Hypertonus), die stark erhöhten Blutfette als angebliche Veranlasser der Arteriosklerose, sowie das Körperübergewicht (Adipositas) sind nicht Ursachen, sondern Folgen der eigentlich ursächlichen Bedingungen. Diese können wir aber in der ganzheitlichen Sicht des Menschen entdecken; wenn wir nicht nur auf die mineralisch-stoffliche Seite des Körpers schauen, sondern auch seine Lebensvorgänge, die beseelte Empfindungswelt mit einbeziehen sowie natürlich auch die Wechselbeziehungen von Leib und Seele, wie es eine moderne Psychosomatik versucht. Dabei können wir entdecken, dass ein überwiegender Anteil der leiblichen (somatischen) Krankheiten entscheidende Ursachen im Seelenleben hat, so wie im Seelischen sich zeigende Krankheiten häufig ihre Ursachen in gestörten Leibesfunktionen erkennen lassen.

So können wir auch die Herzsklerose, wie ich die Koronare Herzkrankheit im Weiteren nennen werde, ursächlich erst verstehen, wenn wir die ihr leiblich-seelisch zugrundeliegenden, krankmachenden Bedingungen kennenlernen und beschreiben. Selbstverständlich ist eine wirkliche („kausale") Therapie, die Heilung anstrebt, nur möglich, wenn man die Ursachen einer Krankheit behandelt und nicht (nur) deren Folgen. Drei solche entscheidenden Ursachen sollen kurz angesprochen werden: die permanente Überflutung mit Sinneseindrücken, eine mangelnde leiblich-seelische Beweglichkeit, und die soziale Komponente der Hartherzigkeit.

Vor allem mit der Entdeckung der Elektrizität und deren technischer Nutzbarmachung ist eine Fülle von Sinneseindrücken entstanden, derer sich der Mensch auch bei größter Anstrengung nicht ganz entziehen kann. Es beginnt mit dem elektrischen Licht und mündet in der virtuellen Welt der Bilder, die als Film, Fernsehen oder immer mehr durch die Bildschirme der Computer den Menschen Tag und Nacht begleiten. Die damit verbundene Problematik ist äußerst vielschichtig. Hier soll für unser Thema nur die Tatsache herausgegriffen werden, dass alles, was wir mit den Sinnen bewusst oder unbewusst aufnehmen, auch verdaut werden muss. Wobei „Verdauen" im umfassenderen Sinne Sich-Aneignen, Zueigen-machen meint. Nichts, wirklich gar nichts aus den Welten, die uns umgeben, darf seine Art und Wesenheit behalten, wenn wir es in uns hineinlassen. Das Grundgesetz aller Wissenschaft der Immunität von Leib und Seele, der Immunologie beinhaltet, dass die Integrität des Organismus kein Fremdes in sich duldet. Deshalb heißt es: „Das Selbst erkennt alles Nicht-Selbst", also das Fremde, und verwandelt es zu Eigenem oder scheidet es schnellstmöglich wieder aus. Werden diese Ausscheidungskräfte durch die Menge des Auszuscheidenden überfordert, wird dieses Übermaß vorübergehend oder endgültig im Organismus abgelagert; im Bilde gesprochen: es entstehen innere Müllhalden, so wie wir sie in unserer äußeren Welt kennen. Das aber ist der Fall beim Entstehen der Arteriosklerose. Darauf machte Rudolf Steiner die Ärzte aufmerksam. Dabei sind es nicht primär Stoffe, die sich ablagern, sondern unverdaute Sinneseindrücke! Das ist Wirklichkeit, die für einen modernen Menschen gedanklich kaum akzeptabel ist, sich in der praktischen Medizin aber verifizieren lässt. Wenn die Sinne und ihre Organe ständig überfordert werden, und das geschieht besonders durch die Scheinwelt der modernen Bilder, Töne oder Gerüche usw., verlieren sie ihre Elastizität, die primär auf ihrer Empfindungsfähigkeit gründet.

Die Sinne sind im Empfindungsleib geborgen und mit seinem Licht und seiner Empfindungskraft getränkt. Es stellt sich ein *Starrsinn* ein, wenn ein Sinn ständig überfordert ist. Er verliert seine mitempfindende Lebendigkeit, wird unelastisch und schließlich starr, so wie wir es bei feiner Empfindsamkeit erleben können, wenn die höchst bewegliche Augenlinse durch eine starre Kunststofflinse ersetzt wird, oder das fein empfindende Hören des Ohrs durch einen Hörapparat. Und so zeigt sich der Beginn einer Arteriosklerose in dem Elastizitätsverlust, dem Starrwerden der Gefäßwände der Arterien, was in der Folge auch zum Hochdruck führen kann. Denn die Tonusregelung durch die Arterien setzt eine große Elastizität voraus. Es wurde ja geschildert, dass die Arterien Wahrnehmungsorgane für das Herz sind, Fühlfäden habe ich sie auch genannt, wie Tentakel oder Insektenantennen in der Tierwelt. Die Arterien werden zu Ablagerungsorten für nicht verdaute Sinneseindrücke und verlieren an Lebendigkeit. Das gilt im Besonderen auch für die Herzkranzgefäße oder Koronararterien.

Die zweite große Ursachenwelt für das Entstehen einer Herzsklerose ist der Mangel an leiblicher und seelischer Bewegung. Für erstere steht die Mechanisierung und Automatisierung der Gehbewegung mit den Gliedmaßen durch die modernen Verkehrsmittel. Es gibt ja so gut wie keinen Schulweg oder Arbeitsweg mehr, der *gegangen* wird, was vor 100 Jahren noch gang und gäbe war. Für das zweite steht der Wandel von der Begeisterungsfähigkeit zur Coolness. Abkühlung oder gar Kältung bedeutet immer Minderung der Seelenbeweglichkeit, bei anhaltender Wirkung auch Erstarren. Was auch Einfluss auf den dritten Ursachenkomplex hat, die Hartherzigkeit. Jeder muss sich selber prüfen, wie mehr oder weniger diese Veränderung auch ihn ergriffen hat. Ob er Gleichgültigkeit erlebt, wo Anteilnahme menschlich wäre? Ob ihm ein klarer Sternenhimmel die Seele weitet, oder er gar nicht mehr hinschaut, weil man ihn ja auf dem Smartphone viel „besser“ sehen kann?

Es ist auch bedeutsam, wie die moderne technische Bewegungswelt andauernd mit größeren oder kleineren, dann oft unbemerkten Schocks verbunden ist. Das zeigten schon in den Siebzigerjahren des vorigen Jahrhunderts durchgeführte arbeitsmedizinische Untersuchungen. Auf definierten Langstrecken wurden Autofahrer auf Puls, Atemfrequenz und Blutdruckverhalten untersucht. Ausnahmslos zeigte sich bei allen, ob normaler Autofahrer, Berufs- oder Rennfahrer, dass alle drei Messgrößen während der Fahrt ständige Ausschläge oder Frequenzsteigerungen zeigten, wie sie für Schocks oder Stress typisch sind. Dabei äußerten die meisten, dass sie eine ganz entspannte Fahrt gehabt hätten, also von dem Geschehen in Herz-Kreislauf und Atmung nichts bemerkt hatten. Die krankhaften Veränderungen bleiben ganz unbewusst und können so langfristig Schaden anrichten, in unserem Beispiel also an Herz und Gefäßen.

Die Seele selber ist immer bewegt, auch im Schlaf, was sich in den Träumen zeigt. Und sie ist ein Beweger, nämlich des Leibes, der von sich aus eher zur Ruhe neigt, was im Anblick des Leichnams überdeutlich wird. Letztlich geht alle leibliche Bewegung von der Seele aus, und soll die Bewegung angeregt oder intensiviert werden, sollte immer die Seele beteiligt sein. Das lässt sich gut mit freudiger Bewegung ausdrücken, auch schöner Bewegung.

Als drittes dann die Hartherzigkeit. Denken Sie an die Herzseelenkräfte der Empathie, des Mitleids oder der Barmherzigkeit, wobei jede von ihnen immer neben dem Fühlen auch die Impulse zum Verstehen (Denken, Erkennen) und zum Handeln, zum Helfen beinhalten. Für das Gegenteil, die Hartherzigkeit, müssen hier wohl kaum detailliertere Beispiele genannt werden. Jeder, der wirklich Anteil nimmt an unserer Zeit, wirklich Zeitgenosse ist, erlebt die Hartherzigkeit eines Großteils der Menschheit. Wie sonst könnte man aus rein ökonomischer Gier die Regenwälder abholzen, Massentierhaltung und damit verknüpft Fließbandschlachthöfe zulassen, Gaffer sein an Autobahnen, wo ein schwerer Unfall zu Staus führt? Wie kann eine wohlhabende Gesellschaft mit sich zufrieden leben, wenn 40 Prozent der Menschheit in Armut lebt oder hungert, alle Minute ein Kind in der Welt an Hunger oder Unterernährung stirbt? Mit einem gesunden Herzen ist das und vieles mehr nicht denkbar.

So schaut die Diagnose Herzsklerose nicht auf vordergründige Risikofaktoren wie Hochdruck, Adipositas, Fettstoffwechselstörungen etc., die eben Folgen und nicht Ursachen sind, sondern auf persönliche und überpersönliche Faktoren, wie sie hier beispielhaft genannt wurden. Und es wird klar, dass eine Therapie, die zur Heilung führt, ganz anders ansetzen muss als mit einer Verordnung von Betablockern (bei Stress, Hochdruck), Aspirin (gegen Blutgerinnung) oder Blutdrucksenkern, die alle ihre Berechtigung in der Akut- und Notfallmedizin haben, jedoch keine Heilmittel der Herzsklerose sind oder sein können. Sie können in mancher Hinsicht die Problematik sogar verstärken, weil zum Beispiel Betablocker die Hartherzigkeit unterstützen, indem sie die Empathie vom Herzen abhalten, was sich nicht selten in fehlender Anteilnahme bis zu einer depressiven Verstimmung äußert. Überhaupt sind nicht Medikamente die vordersten Helfer, sondern Veränderungen im persönlichen Lebensfeld der oder des Betroffenen. Jede wirkliche („ganzheitliche") Therapie schließt fünf Elemente ein: die Eigenaktivität des Betroffenen (Diäthetik), Kunst- und Pflegetherapien, die Arznei und das therapeutische Gespräch. Die Eigenaktivität und das therapeutische Gespräch sind von größter Bedeutung, sie werden von den anderen drei Elementen ergänzt.

Dabei geht es nicht um ein Entweder-oder, sondern um ein Sowohl-als-auch von diesen Therapien und der Akut-und Notfallmedizin. Die großen Errungenschaften z. B. der Chirurgie und der Intensivmedizin sollen nirgend geschmälert werden. Doch sie haben ihre Grenzen, wenn es um chronische und psychosomatische Krankheiten geht. Wirkliche Heilung erfordert mehr als die Möglichkeiten, die der modernen Medizin zur Verfügung stehen. (Vergleiche mein *Die Wiedergewinnung des Heilens.*)

Die Überladung (Übersättigung) der Sinne kann in unserer Zeit nicht verhindert werden, sie kann aber gemildert werden, wenn ganz aktiv und nachhaltig Sinnesschulung an der Natur praktiziert wird. Hier kann jeder Mensch ein individuelles Übungsfeld finden. Ob es in Studien der Wuchsformen von Blatt oder Blüten liegt, der Gestaltwandel von konkreten Bäumen im Verlauf der vier Jahreszeiten, ob die Wolkenbildung oder der Sternhimmel zur Wahrnehmungsschulung erwählt werden, entscheidend ist das Tun, weniger der Inhalt. Bemerkenswerterweise hat Rudolf Steiner vorausschauend eine präventive, aber auch kurative Übung empfohlen: die abendliche Rückschau auf die Vielfalt der Tageserlebnisse. Er regte an, sehr detailliert vom Abend den Tagesverlauf zeitlich rückwärts als Bilder vor die innere Anschauung zu bringen und sich selber dabei wie von außen zuzuschauen. Das ist Sinnesverdauung pur!

Die Bewegungsarmut unserer Zeit sollte eigentlich leichter behoben werden können. Man muss sich doch einfach „nur“ zu mehr Bewegung entschließen. Im Leiblichen geschieht heute ja viel, man denke an Jogging, Nordic Walking oder die vielen Fitness-Studios, auch an den Freizeitsport. Entscheidend ist hier der Spaß oder die Freude an der Bewegung und nicht ein zwanghaft verordnetes Tun. Es wurde schon darauf hingewiesen, dass eine große überregionale, über lange Jahre (epidemiologisch) durchgeführte Studie in den USA nachwies, dass ein regelmäßiger, drei- bis viermal wöchentlicher Spaziergang von ca. 45 Minuten das Risiko, einen Herzinfarkt zu erleiden, um den Faktor 5 im Vergleich mit einer Kontrollgruppe reduzierte. Das bedeutet, dass dieses lebensbedrohliche Ereignis fünfmal seltener auftritt, wenn man es schafft, regelmäßig spazieren zu gehen. Zusätzlich kann dabei auch noch Sinneswahrnehmung betrieben werden, indem man die Natur um sich herum wahrnimmt, sich am Vogelgesang, am Schmetterlingsflug, am Duft von Pflanzenblüten und so vielem mehr erfreut.

Hier setzen therapeutisch auch die künstlerischen Therapien an, denn außer der segensreichen Förderung, oft auch Erweckung der Kreativität, ist Kunst immer begleitet von Bewegung, ob in Malerei, Plastizieren, Musik und Gesang, Tanz, Sprachgestaltung oder Eurythmie.

Diese Beispiele mögen genügen und überleiten zu wenigen Gedanken zu dem angesprochenen dritten Element der Hartherzigkeit. Hier anzusetzen ist vor allem eine pädagogische und letztlich auch religiöse Frage. Wobei mit letzterem nicht konfessionell gemeint ist, sondern die Schulung des Herzens in Altruismus, das Praktizieren der Christusworte: „Was ihr einem meiner geringsten Brüder angetan habt, das habt ihr mir getan" (Matth. 25,40). Die christliche Ethik ist alle Konfessionen übergreifend oder in allen ein wirksames Element. Altruismus meint nicht nur Mitmenschlichkeit, sondern auch Verantwortlichkeit für die Schöpfung und ihre Geschöpfe und deren Fortbestehen. Wir blicken auf die große soziale Frage unserer Zeit und können entdecken, dass ihre Beantwortung im realen Sinne des Wortes eine Herzenssache ist. Die Ideale der Französischen Revolution von Freiheit, Gleichheit und Brüderlichkeit müssen sich wiederfinden in den Gesellschaftsformen eines freien Geisteslebens, der Gleichheit aller Menschen vor dem Recht und einer Geschwisterlichkeit im Wirtschaftsleben.

Arzneimittel zur Vorbeugung und auch zur Therapie der Herzsklerose wurden mit *Cardiodoron* und Weißdornpräparaten wie *Crataegutt* schon genannt und in ihrer Wirkungsweise beschrieben. Beide werden ergänzt durch das Metall Gold (Aurum). Gold ist der stoffliche Repräsentant der Sonnenkräfte auf Erden, so wie das Herz organischer Ort derselben ist. Gold in besonderer pharmazeutisch hergestellter Form als sogenanntes *Aurum metallicum praeparatum* und dazu in mittleren bis höheren Potenzen (D12 bis D30) ist ein universelles Mittel zur Gesundung des Herzens, weil es dem Organ wieder seine Sinnhaftigkeit, seine Aufgaben für den Gesamtorganismus einprägt. Es fördert die Positivität und kann so auch ein wirksames Mittel bei bestimmten Formen der Depression sein.

Ein diese Kurzdarstellung zum Verständnis der Herzsklerose abschließender Gedanke zum Herzinfarkt sei noch angefügt. Er ist nicht selber Krankheit, sondern der Versuch von Seele und Ich, das Herz aus der immer fester werdenden Umklammerung der Verhärtung zu befreien. Bildlich wird dieser Vorgang im Märchen vom getreuen Heinrich geschildert, dem – nachdem er seinen geliebten Herrn befreit erlebt – drei eiserne Ringe um das Herz mit lautem Krach zerbersten, sodass der erschrockene Herr in der Kutsche ruft „Heinrich, der Wagen bricht", dieser ihn aber beruhigt mit den Worten: „Nein,

Herr, der Wagen nicht, es ist ein Band von meinem Herzen, das da lag in großen Schmerzen“.

Schon im Vorfelde eines Herzinfarktes, das sich durch die akuten und oft mit Todesfurcht verbundenen Schmerzen der Herzenge, der Angina pectoris, ankündigt, und auch im Zusammenhang mit dem Herzinfarkt selbst, ist die großartige Bergarnika (Arnica montana), von der schon Goethe profitierte, wie es Eckermann erzählte, von großer Hilfe. Hatte Goethe Angina pectoris, trank er in langsamen Schlucken 20 bis 40 Tropfen einer Arnikatinktur in einem Glas Wasser und beschreibt das erlösende Gefühl der Befreiung des Herzens. Eine einfache und hochwirksame Therapie, die sich auch in meinen Verordnungen tausendfach bewährt hat.

Arteriosklerose

Schauen wir gesondert auf die Arteriosklerose, die ja den ganzen Organismus betrifft, weil das Arteriengeflecht ihn ganz durchzieht, so treffen wir auf Krankheiten, die nicht das Herz unmittelbar betreffen, sondern sich außerhalb von ihm zeigen, und doch letztlich im Zusammenhang mit ihm und der sich in ihm manifestierenden Verhärtung entstehen: der Schlaganfall und die Hochdruckkrankheit, auch die peripheren Durchblutungsstörungen von Beinen oder Gehirn. Auch hierfür gibt es vorausgehende Warnzeichen wie Schwindel oder kurzzeitige Absencen (Synkopen) beim Gehirn, das intermittierende Hinken (Claudicatio intermittens) bei Durchblutungsstörungen der Beine. Präventiv und kurativ wirkt hier ein weiteres von Rudolf Steiner angeregtes Typenmittel: das *Scleron*. Es ist eine pharmazeutische Zusammenfügung von Blei, Rohrzucker und Honig, die gemeinsam zu einer Potenzstufe D12 und dann zur Tablettenform verarbeitet werden. Eine erste Benennung hieß „Remedium contra sclerosem incipientem", also Arzneimittel gegen beginnende Sklerose. Ein wichtiger Hinweis: je früher die Therapie beginnt, umso mehr Heilerfolg ist ihr beschieden. Das Kind muss nicht erst in den Brunnen gefallen sein, ehe man den Deckel auf ihn legt. Die ersten Indikationen waren „Kopfschwäche, Gedächtnisschwäche, Schwindel, Nierenschwäche", also bis auf letztere symptombezogen. Inzwischen, auch aus der eigenen Erfahrung, können wir eindeutig feststellen: *Scleron* ist *das* wirksame Mittel gegen eine generalisierende Arteriosklerose, je wirksamer, je früher damit begonnen wird. Die Dosierung ist so individuell, dass seine Anwendung mit Ärztin und Arzt abgesprochen werden sollte, welche Erfahrung mit diesem großartigen Arzneimittel haben.

Hypertonus (Arterieller Hochdruck)

Die Behandlung der Hochdruckkrankheit (Hypertonus) ist schwieriger, denn der Seelenanteil ist dabei recht hoch. Daher wohl auch der Hinweis auf „Nierenschwäche“ bei *Scleron*, welches durchaus auch beim Hochdruck angewendet werden kann. Doch die eigentliche Ursache der Hochdruckkrankheit liegt in der gestörten Ausatmung, die ihre Impulse von der Nierenorganisation bekommt. Im etwas oberflächlichen Sinne unserer Zeit wird auch vom Nicht-Loslassen-Können gesprochen. Es ist aber keine „psychische“ Störung, sondern eine zu starke Bindung der Seele an den Leib, im Speziellen der Nierenorganisation. Die Arterien verkrampfen, so wie die Bronchien beim Asthma bronchiale. So kann der Hochdruck sinnbildlich auch als „Nierenasthma“ charakterisiert werden. Die stärkste Anregung einer kraftvollen Ausatmung hat kohlensaurer Kalk (Calcium carbonicum), am intensivsten wohl nach Hinweisen Steiners aus der Austernschale (Conchae). Steiner sprach direkt von „dem Motor der Ausatmung". *Conchae* in mittlerer Potenz (D10) ist das Basismittel der homöopathisch/anthroposophischen Hochdrucktherapie. Hinzu stellt sich das Kupfer, das wärmend und krampflösend wirkt und am wirksamsten durch eine rhythmische Salbeneinreibung über der Nierengegend (von einem Pflegetherapeuten durchgeführt), aber auch an den Füßen und Waden zur Anwendung kommt. Und schließlich sei aus der Phytotherapie ein Arzneimittel genannt, *Olyvisat novo Bürger Dragee*, welches aus Blättern des Olivenbaums hergestellt wird. Es stammt aus der Erfahrungsheilkunde und beruht auf seiner Beziehung zum Kupfer und zur Wärme. Eine Therapie im Zusammenwirken von *Conchae*, Kupfer und *Olivysat*, eventuell ergänzt durch sporadische (z.B. vierwöchentliche) Gaben von *Scleron*, ist sehr wirksam in der Behandlung des Hochdrucks, besonders wenn sie vervollständigt wird durch künstlerische Therapien wie Musik-/Gesangstherapie oder Eurythmie. Auch Meditation und Kontemplation sind wichtige Begleiter auf dem

Weg einer Überwindung der Hochdruckkrankheit.

Herzinsuffizienz

Als Spätfolge der verschiedenen kränkenden Einflüsse auf das Herz und die Entstehung einer Herzsklerose, am stärksten durch den Hochdruck, kommt es mehr und mehr zur Ermüdung und Schwächung des Herzmuskels, der *Herzinsuffizienz.* Ihr wirkt am intensivsten und zuverlässig der Weißdorn entgegen, eventuell ergänzt durch Strophantussamen, der als isoliertes *Strophantin* lange Zeit in der Schulmedizin hochgeschätzt war, dann aber wegen seiner relativ kurzen Wirkungszeit aufgegeben wurde. In einer öligen Darreichungsform ist er aber nach wie vor ein starker Helfer bei Herzschwäche, weil er dem Herzen Wärme zukommen lässt. Und nicht zuletzt sei der Fingerhut (Digitalis purpurea) genannt, dessen giftige Glykoside lange Zeit die Standardtherapie der Herzinsuffizienz darstellten, die allerdings nicht mehr aus der Pflanze selbst gewonnen, sondern auf chemischem Wege synthetisiert wurden. Er ist als reiner „echter“ Pflanzenextrakt immer noch hilfreich, aber mehr bei einer akuten Herzschwäche, nicht so sehr bei einer Langzeitanwendung.

Wenn diese Darstellungen auch nur Kurzhinweise sein können, um auf das erweiterte Verständnis des kranken Herzens und seiner Behandlung aufmerksam zu machen, sind sie dennoch als Anregungen gemeint, sich damit intensiver zu befassen und vielleicht auch selber betroffen davon profitieren zu können.

Herzrhythmusstörungen

Das Herz lebt ganz und gar im Rhythmus. So ist ein sehr unangenehmes Empfinden damit verbunden, wenn dieser Herzrhythmus gestört wird. Das Herz stolpert (Arryhthmien), es rast oder bleibt fast stehen (Tachycardie und Bradycardie). Nicht selten werden diese Rhythmusstörungen gar nicht bemerkt. Treten sie jedoch ins Bewusstsein, ist das oft mit Angst und starker Verunsicherungen vermischt.

Eine der am stärksten beeindruckenden Weltgesetzmäßigkeiten ist der Rhythmus, das ganze Leben ist von Rhythmen durchwirkt. Ob Jahreszeiten, Planetenbewegungen, Gezeiten der

Meere, Brunftzeiten der Tiere, alles Pflanzenwachstum: Rhythmen sind die ordnenden und bestimmenden Kräfte. Der Mensch als kleine Welt (Mikrokosmos) ist ein getreues Abbild der großen Welt (Makrokosmos). Die moderne Wissenschaft der Chronomedizin hat eine erstaunliche Vielfalt unterschiedlichster Rhythmen nachgewiesen; es gibt keinen Ort im Organismus, der nicht von Rhythmen geprägt ist. Manche sind sehr langsam, andere außerordentlich schnell, manche spiegeln den Tagesrhythmus der 24 Stunden (circadian), andere einen Wochen- oder Monatsrhythmus und vieles mehr. Lange vor dieser Forschung beschrieb Rudolf Steiner ein eigenständiges Rhythmisches System im menschlichen Organismus, das ständig um Ausgleich aller Gegensätze bemüht ist, vor allem der Einseitigkeiten im Nerven-Sinnes-Bereich (Bewusstsein) und der Stoffwechselvorgänge, die überwiegend im Unbewussten verlaufen. Steiner machte darauf aufmerksam, dass die menschlichen Rhythmen vielfache Übereinstimmungen mit den kosmischen zeigen und nannte als Beispiel den Atemrhythmus. Als Ideal einer gesunden Atmung machen wir 18 Atemzüge in der Minute, das sind in 24 Stunden 25 920 Atemzüge. Diese Zahl beschreibt ein Platonisches Weltenjahr, das heißt die Zahl an Erdenjahren, welche die Sonne braucht, um bei ihrem Lauf durch den Tierkreis, vom Frühlingspunkt ausgehend, zu diesem wieder zurückzukehren. Weitere Beispiele lassen sich finden, wenn man auf dieses Miteinander von Mensch und Kosmos aufmerksam ist. Schließlich verwies Steiner auf den Quell aller Welten- und Menschenrhythmen: in seinem Verständnis den von der Sonne zur Erde gekommenen Christus, den Mensch gewordenen Gottessohn. Alle Formen der Gesundheit, leiblich wie seelisch, stammen aus Ihm und vermitteln sich der Welt und den Menschen durch den Rhythmus. Daher auch die alte Namensgebung *Heiland*.

Die Schulmedizin sieht in einem kleinen Nervenknoten im rechten Vorhof des Herzens den Impulsgeber für den Herzrhythmus. Sie liegt damit aber nicht richtig, denn das Blut bewegt das Herz und nicht umgekehrt. Dieser Sinusknoten dient der Wahrnehmung der Blutbewegung, er ist ein Sinnesorgan. Alle Herzrhythmusstörungen sind in Wirklichkeit Störungen des Blutrhythmus, sie sind Ausdruck von zu starken Einflüssen aus dem Sinnes- und Nervenbereich mit der Tendenz zur Verlangsamung, oder solchen aus den Stoffwechselvorgängen mit der Tendenz einer Beschleunigung. Die Schulmedizin hat deshalb ein großes Problem mit einer erfolgreichen Therapie von Herzrhythmusstörungen, weil sie ihren Blick auf das Herz gerichtet hat und dort eingreift. Man muss aber im gesamten Organismus suchen, von welchem organischen Ort aus und – noch schwieriger – von welcher Seelenregion aus der Blutrhythmus gestört wird und dort mit der Therapie ansetzen! Denn sowohl im Blute als auch im Herzen sind Rhythmusstörungen immer Folgen, nie finden sich die Ursachen im Blut oder Herzen selbst. Das stellt zwar alles medizinische Wissenschaftsdenken auf den Kopf, ist deshalb aber nicht minder wahr.

Es ist auch schwierig, ja eigentlich unmöglich, von einer allgemein gültigen Therapie der Herzrhythmusstörungen zu sprechen. Im Kern muss ja jede, wirklich jede Therapie einmalig sein, auf die einzigartige Individualität des konkreten Patienten abgestimmt. Dennoch, das wurde bereits erwähnt, gibt es typische Arzneimittel für typische Krankheiten. Doch ist an keiner Stelle im leiblich-seelischen Organismus der Mensch so individuell oder individualisiert, wie in Blut und Herz. Es darf erinnert werden, dass das Blut als einziges „Organ“ direkt vom

Ich betreten werden kann, ohne daran zugrunde zu gehen. Seine Aufgabe ist es, Ich-Träger zu sein, wobei die Blutwärme dafür ein entscheidender Helfer ist. Deshalb sollte immer auch geschaut werden, wo solche Wärme fehlt und von Kälte verdrängt wurde, oder wo sie ein Übermaß hat; wir könnten das „inneres Fieber" nennen.

Eine Substanz hat die geniale Fähigkeit, im Blute die ausgleichende und Mitte bildende, aufrechterhaltende Kraft zu unterstützen, im besonderen Fall auch stellvertretend zu übernehmen, – natürlich nur so lange, bis das Blut wieder aus eigener Kraft tätig sein kann. Es ist das Metall Antimon oder auch *Stibium* genannt. Nur einige Gedanken sollen hier diesem „großen" Arzneimittel gewidmet werden, um verständlich zu machen, warum es so geeignet ist, den Blutrhythmus zu unterstützen. Die folgenden Aussagen entstammen Vorträgen Rudolf Steiners für Ärzte, aber auch für Laien: Antimon repräsentiert als Erdenmetall die Kräfte der drei untersonnigen, also erdnahen Planeten Venus, Merkur und Mond. Es hat eine besondere Neigung sich mit dem Lebensleib zu verbinden („schmiegt sich in ihn hinein") und von ihm aus die Rhythmik im Wechselverhalten mit dem

Empfindungsleib zu fördern. Wörtlich heißt es: „Antimon stellt den Rhythmus her zwischen Astralleib und Ätherleib". Und etwas später: „Antimon als Heilmittel für das Rhythmische System ist von besonderer Bedeutung bei Anwendungen als Injektion". Es hat auch einen großen Einfluss auf das Äquilibrium der Blutgerinnung, dem Gleichgewicht von Gerinnen und Verflüchtigen („Ätherisation").

Auch *Cardiodoron* und *Crataegus* haben rhythmusfördernde Wirkungen, insbesondere *Cardiodoron* verstärkt in der Verbindung mit Gold (*Aurum/Cardiodoron comp.* Tropfen). Aus der Phytotherapie stammt als Arzneimittel der Besenginster (Sarothamnus scoparius), dessen Kraut mit dem besonderen Inhaltsstoff *Spartein* ein wirksames Mittel zur Behandlung von Rhythmusstörungen ist. Unverzichtbar sind aber auch die Pflegetherapien wie rhythmische Einreibungen oder Rhythmische Massage, und alle künstlerische Therapien, herausgehoben die Eurythmie, deren Name schon beinhaltet, dass sie den Rhythmus stützt oder gesund erhält. Wieder ist auch der betroffene Mensch zum aktiven Mittun aufgerufen, indem er zum Beispiel seinem täglichen Leben einen bewussten und auch verbindlichen Rhythmus gibt: beispielsweise regelmäßige Mahlzeiten oder auch Rhythmus von Aufstehen und Zubettgehen, von Kontemplation und Meditation.

Seelenkrankheiten des Herzens

Die in sich gegliederte Seele geht eine enge Verbindung mit dem Leib ein, ihr Herandrängen und wieder Sich-Lösen nennen wir Atmung. Diese durchdringt den ganzen Organismus. Die Lungenatmung ist nur ein Aspekt von dem ganzen Wechselverhalten von Leib und Seele. Ein Aspekt sind auch Aufnahme („Einscheidung") und Ausscheidung, ein weiterer Wachen und Schlafen. Auf das Herz bezogen finden wir die Atmung im Tonus, im Großen als Systole und Diastole, im Kleineren im Tonus der Gefäße, auch in der Pulsation des Blutes. Mit jedem Organ oder den verschiedenen Geweben geht die Seele eine Verbindung ein, jedes öffnet ihr ein besonderes Tor zur Welt, an jedem kann sie einen speziellen Blick auf sich selber werfen. Es wurden bei der Beschreibung des gesunden Herzens Empathie, Intelligenz, Initiative und Gleichgewicht (Harmonie) als Beispiele für Seelenqualitäten genannt, die im Herzen Aufnahme finden. Es wurde später auch darauf hingewiesen, dass das Herz eigentlich nicht krank werden kann, es aus sich heraus ein ganz gesundes Organ ist. Das gilt natürlich auch für seinen Dienst an der Seele. Doch wie das Herz von Sklerose- oder Verhärtungskräften ergriffen werden kann, so das Seelenherz, um diese Verbindung einmal so zu benennen, von der Schwere. Die Schwerkraft der Erde ist geistig gesehen die Kraft der Finsternis, als Polarität des Lichts. Steiner gab ihr in einer wichtigen Meditation für Ärztinnen und Ärzte den Begriff „Schweremacht". Sie ist das Krankheitswesen der Depression. Mit Markus Treichler können wir bei der Herzdepression auch mit einem alten Begriff von der Schwermut sprechen. Man denke an die Verbindung von Mut und Herz auf der Ich-Ebene des Herzens. Typisch für die Herzdepression ist ihre Verbindung mit Schuldgefühlen, Selbstvorwürfen oder Versündigungsideen. Fast immer ist sie mit Ängsten und Todesfurcht verbunden. Das ganz von Licht durchwobene Herz gerät in die Schwere der Finsternis und mit ihm die Seele. Neben dem schon erwähnten Gold (Aurum), besonders wirksam in Verbindung mit der lichtspeichernden Sommerpflanze Johanniskraut (Hypericum perforatum), zum Beispiel als *Hypericum Auro cultum* (Weleda), ist *Magnesium* bei solchen Erkrankungen als Lichtvermittler von großer Hilfe. Doch braucht die Therapie einer Depression immer die Vermittlung durch eine Ärztin oder einen Arzt, die oder der die entsprechende Fachausbildung durchlaufen hat. Das therapeutische Gespräch (Psychotherapie) ist von allerhöchster Bedeutung.

Gegenläufig ist die Seelenkrankheit der Tobsucht. Sie war bis in die Anfänge, ja bis zur Mitte des 20. Jahrhunderts keine seltene Diagnose; und Begriffe der Psychiatrie wie Zwangsjacke und Gummizelle sind mir noch in Erinnerung aus der Zeit des Medizinstudiums und als junger Arzt. Der Mensch geriet mit der Tobsucht völlig außer sich, war kaum zu bändigen, war keiner Vernunft zugänglich. Heute wird diese Diagnose wohl mehr der Manie zugeordnet, wozu auch der pathologische Größenwahn zählt. Hier wirken Kräfte, die Steiner in der erwähnten Meditation *Leuchtekraft* nannte. Sie strahlen ein gleißendes, alles blendendes Licht in die Seele, bar aller Wärme, doch mit einer riesigen Anziehungskraft. Droht Schweremacht den Menschen zu erdrücken, wird er von der Leuchtkraft verschlungen. Hier ist die Therapie noch schwieriger als bei der Depression und bedarf absolut psychiatrischer Kompetenz.

Zum Schluss sei noch ein Blick auf die Neurosen geworfen, zu denen zum Beispiel auch die Zwangskrankheiten gehören. Der Begriff Neurose ist unscharf und auch schwer zu definieren. Markus Treichler bezieht ihn auf Schwierigkeiten der Steuerung von Denken, Fühlen und Wollen, benutzt ihn aber kaum. Eine köstliche Definition hörte ich einmal von einem schwäbischen Arzt. Gefragt, was eine Neurose sei, antwortete er: „Eine Neurose ist eine Rose, die das ganze Jahr blüht". Neurosen sind Befindensstörungen, die sich überwiegend als leibliche Symptome äußern, beim Herzen beispielsweise als Herzrasen, Herzschmerzen, Engegefühl oder Herzstolpern, ohne dass der somatisch orientierte Arzt dafür Ursachen findet. Oft lassen sich die erlebten Gefühle auch nicht objektivieren. In älteren Zeiten sprach man auch von Nervosität oder von einem nervösen Herz. Diese Störungen entstammen einem schwer zugänglichen Bereich, wo Leib und Seele sich berühren und sich wechselseitig beeinflussen. Den daraus resultierenden Beschwerden ist am besten mit künstlerischen Therapien und dem therapeutisch-aufklärenden Gespräch beizukommen.

Ausklang – oder Nachwort

Ich habe in den vorangehenden Darstellungen versucht, das Herz so zu beschreiben, dass dieses selbst sich wahrgenommen und verstanden fühlen kann und ihm die tiefe Kränkung, als mechanische Pumpe herabgewürdigt zu werden erspart bleibt. So über das Herz zu denken und zu sprechen, setzt voraus, es als wesenhaft zu erleben. Der physisch-organische Teil ist wie eine Hülle oder ein Haus, in welchem die Herzwesen wohnen und tätig werden können. Es sind vielfältige seelisch-geistige Wesen, die im Herzen und durch das Herz wirken. Zwei von ihnen – der Christus und der Erzengel Michael – wurden angesprochen, besonders auch in ihrem Wirken im strömenden Blut, welches bis in das Sakrament der Kommunion von Brot und Wein und ihrer Transsubstation („Stoff-Wechsel") zu einer zentralen Arznei für den Menschen- und Weltenfortgang geheiligt wurde. Michael hat dem Blut das kosmische Eisen als Träger des Muts eingeprägt damit der Mensch seinen „dornigen“ Weg zur Freiheit mutig zu gehen weiß. Wir haben in der Stimme des Gewissens den uns immer begleitenden „persönlichen“ Engel getroffen, der auch aus dem Herzen zu uns spricht. Aus der Zukunft wirkt schließlich der aus der nordischen Sage bekannte Gott Widar, den Rudolf Steiner ganz eng mit Christus verbindet. Denn Widar schafft den Leib, in welchem sich Christus von unserer Zeit an den Menschen zeigen wird, einen ätherischen Leib, der gesehen (erlebt) werden kann, wenn der Mensch mit dem Herzen sieht. Widar ist in der Edda der Berufene dafür zu sorgen, dass nach dem Untergang der Götterwelt („Götterdämmerung“) eine neue Welt entsteht, in welcher der Mensch, das Menschen-Ich, die Mitte sein wird. Er bezwingt den Fenriswolf, den Geist der Finsternis, indem er seinen bewehrten Schuh in das aufgerissene Maul stellt und so verhindert, dass der Wolf seine Beute verschlingt. In späteren Zeiten wird er ihn dann töten, aber noch hat der Wolf eine Mission. Auch Widar wirkt vom Herzen, im aufströmenden (venösen), so wie Michael im abströmenden (arteriellen) Blut. So verbünden sich die Kräfte der Vergangenheit, des Gewordenen (Michael) mit denen des Zukünftigen, Werdenden (Widar), gehalten im Gleichgewicht durch die Kraft der Gegenwart (Christus). Dies ist eine ganz aus der Geistesanschauung sich bildende wesenhafte Beschreibung des Herzens, als ein Aus- oder Nachklang aller vorausgehender Schilderungen dieses so besonderen Organs.

Dieses Organ, wesenhaft verstanden, kann uns ein Vorbild durch die vielen Eigenschaften werden, von denen ja nur beispielhaft einige für seine leibliche, seelische und geistige Natur angesprochen wurden: Die Unermüdlichkeit seines Tätigseins, sein liebevolles, anteilnehmendes Wahrnehmen aller Geschehnisse im Organismus, sein selbstloses, altruistisches Handeln, das wir Barmherzigkeit nennen. Der durch das Herz vermittelte gesunde Menschenverstand, das nie nachlassende Bemühen um Gleichgewichte, Harmonie und Schönheit. Seine Mutkräfte, die Positivität, seine bleibende Verbindung mit unserem Ewigen, wie es sich im Gewissen äußert. Einmal traten diese Herzensfähigkeiten für drei Jahre sichtbar vor die Menschen, und der von der Verstandesseele geprägte Römer Pontius Pilatus nahm dieses wahr und äußerte sein „Siehe, der Mensch!" (Ecce homo). Maria Magdalena wusste es aus ihrer großen Seele, ihr Bruder Johannes, der Evangelist, weil er an dem Herzen der Welt ruhen durfte und die Worte erlauschte, die er dann in seinem Evangelium und in der Offenbarung, seiner Zukunftsvision, aufschrieb.

Gelingt es den Menschen, daran anzuknüpfen, die Sprache unseres Herzens verstehen zu lernen, muss uns um den Fortgang von Mensch, Erde und Kosmos nicht bange sein. So darf der Inhalt dieses Büchleins vielleicht für die, welche es lesen, Trost und Hoffnung zugleich sein, vor allem aber auch Anregung und Stoßkraft, an der neuen „Welt des Herzens“ mitzubauen.

Weiterführende Literatur

Rudolf Steiner: *Die Philosophie der Freiheit* (Erstauflage 1894) GA 4, 17. Auflage. Basel 2021: Rudolf Steiner Verlag (Siehe insb. Kapitel 12 „Die moralische Phantasie“)

Rudolf Steiner: *Theosophie* (Erstauflage 1904). GA 9, 34. Auflage. Basel 2021: Rudolf Steiner Verlag

Rudolf Steiner: *Wie erlangt man Erkenntnisse der höheren Welten?* (Erstauflage 1909), GA 10, 26. Auflage. Basel 2022: Rudolf Steiner Verlag

Rudolf Steiner: *Wahrspruchworte.* GA 40, 10. Auflage. Basel 2019: Rudolf Steiner Verlag

Rudolf Steiner: *Die Evolution vom Gesichtspunkte des Wahrhaftigen.* Fünf Vorträge 1911. GA 132, 7. Auflage. Dornach 1999: Rudolf Steiner Verlag

Rudolf Steiner: *Geisteswissenschaft und Medizin.* 20 Vorträge 1920. GA 312, 8. Auflage. Basel 2020: Rudolf Steiner Verlag

Rudolf Steiner: *Rhythmen im Kosmos und im Menschenwesen.* Vorträge für die Arbeiter am Goetheanumbau 1923 Band IV. GA 350, 3. Auflage. Dornach 1980: Rudolf Steiner Verlag

Volker Fintelmann: *Vom Wesen der Lunge. Anschauungen eines Anthroposophischen Arztes.* 2. Auflage. Frankfurt am Main, 2023: Info3 Verlag

Volker Fintelmann, Markus Treichler: *Seele und Leib in Gesundheit und Krankheit.* 1. Auflage. Frankfurt am Main 2019: Info3 Verlag

Volker Fintelmann: *Die spirituelle Seite des Immunsystems.* 2. Auflage. Stuttgart 2022: Verlag Urachhaus

Volker Fintelmann, Steffen Hartmann: *Mit Widar Zukunft schaffen.* 2. Auflage. Stuttgart 2022: Verlag Freies Geistesleben

Volker Fintelmann: *Die Wiedergewinnung des Heilens.* 3. Auflage. Frankfurt am Main 2018: Info3 Verlag

Volker Fintelmann: *Intuitive Medizin.* Theorie und Praxis der Anthroposophischen Medizin. 6. Auflage. Stuttgart 2016: Haug Verlag

Die Schlanke Reihe im Info3 Verlag

besinnlich, anregend, prägnant

Johannes Kiersch

Von der Steinzeit bis zum Great Reset

Ein Anthroposoph versucht, sich nach Corona zurechtzufinden

Schlanke Reihe Band 1

78 Seiten, Klappenbroschur, € 9,90

ISBN 978-3-95779-148-1

Jahn Finkas

Kleines Pandemisches Glossar

Versuch einer Aufarbeitung

Schlanke Reihe Band 2

102 Seiten, Klappenbroschur € 9,90

ISBN 978-3-95779-162-7

www.info3.de

Volker Fintelmann

Im Leben das Sterben üben

Anregungen zu einem bewussten Umgang mit dem Tod

Schlanke Reihe Band 3

72 Seiten, Klappenbroschur, € 9,90

ISBN 978-3-95779-166-5

Volker Fintelmann, bis 1997 leitender Arzt eines Hamburger Krankenhauses, plädiert dafür, den Tod als selbstverständlichen Teil des Lebens zu verstehen. Das Sterben wird als Kunstgriff des Lebens geschildert, um immer neues und verjüngtes Leben zu ermöglichen. Dieser Prozess findet ständig in jeder Zelle des menschlichen Organismus statt. Im Seelisch-Geistigen wiederum ermöglicht der Tod höchste Ich-Erfahrung.

www.info3.de

Alma Wichmann-Erlen

Flieg, Emmy, flieg!

Kauderwelsch und Geistesgegenwart einer demenzerkrankten großen Seele

Schlanke Reihe Band 4

100 Seiten, Klappenbroschur, € 9,90

ISBN 978-3-95779-169-6

Thomas Krämer

Raphael: Historische Person und ewige Individualität

Anmerkungen zum Rätsel einer biografischen Signatur

Schlanke Reihe Band 5

90 Seiten, Klappenbroschur, € 9,90

ISBN 978-3-95779-174-0

www.info3.de

Volker Fintelmann

Vom Wesen der Lunge

Anschauungen eines Anthroposophischen Arztes

Schlanke Reihe Band 6

100 Seiten, Klappenbroschur, € 9,90

ISBN 978-3-95779-178-8

Die Lunge ist hinlänglich als Atmungsorgan bekannt und wird in der mechanisch-materialistischen Anatomie als eine Art Blasebalg verstanden. Volker Fintelmann strebt ein erweitertes organisch-spirituelles Verständnis vom Wesen der Lunge an. Dabei baut er ebenso auf eigene Wahrnehmungen, die er während seiner jahrzehntelangen Erfahrungen bei der Behandlung von Patienten als Internist gemacht hat, wie auch auf Anregungen aus den Vorträgen Rudolf Steiners zur Begründung der Anthroposophischen Medizin auf.

Ein Bändchen voller überraschender Perspektiven, die zum Staunen und eigenen Nachsinnen über das *Zusammenwirken von Geist und Materie im menschlichen Organismus ermuntern.*

www.info3.de

Jens Heisterkamp

Karma neu denken

Wiederverkörperung und Schicksal als Herausforderung für die Vernunft

Schlanke Reihe Band 8

102 Seiten, Klappenbroschur, € 10,90

ISBN 978-3-95779-191-7

Die Idee von Reinkarnation und Karma ist noch relativ neu im westlichen Kulturkreis. Sie ist sicher nicht im klassischen Sinne „beweisbar", aber sie ist es wert, ernsthaft geprüft zu werden. Dies geschieht in diesem kleinen Buch mit den Mitteln der Vernunft. Dabei werden auch kritische Fragen angesprochen: Bedeutet Karma, an allem selbst schuld zu sein? Wie steht es mit Krankheit und Behinderung? Und wie verwandelt sich das Leben, wenn man es unter den Gesichtspunkten von Reinkarnation und Karma lebt?

Volker Fintelmann

Vom Wesen der Leber

Organ des Selbst-Bewusstseins

Schlanke Reihe Band 9

96 Seiten, Klappenbroschur, € 10,90

ISBN 978-3-95779-197-9

Volker Fintelmann

Vom Wesen der Niere und ihrer Beziehung zur Seele

Organ von Licht und Finsternis

Schlanke Reihe Band 10

96 Seiten, Klappenbroschur, € 10,90

ISBN 978-3-95779-215-0

INFO3 VERLAG

Kirchgartenstr. 1, 60439 Frankfurt
Tel. 069-58 46 47
E-Mail: vertrieb@info3.de
www.info3.de